《药品使用风险管理实用手册》系列丛书

肠外营养治疗用药

风险管理手册

中国药品监督管理研究会药品使用监管研究专业委员会◎组织编写

姜 玲 包健安◎主编

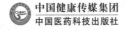

中国健康传媒集团

中国医药科技出版社

图书在版编目（CIP）数据

肠外营养治疗用药风险管理手册 / 中国药品监督管理研究会药品使用监管研究专业委员会组织编写；姜玲，包健安主编 . — 北京：中国医药科技出版社，2022.10

（《药品使用风险管理实用手册》系列丛书）

ISBN 978-7-5214-3344-9

Ⅰ . ①肠…　Ⅱ . ①中…　②姜…　③包…　Ⅲ . ①肠胃外饲法—用药安全—风险管理—手册　Ⅳ . ① R459.3-62

中国版本图书馆 CIP 数据核字（2022）第 147379 号

策划编辑　于海平　　**责任编辑**　王　梓　曹化雨
美术编辑　陈君杞　　**版式设计**　也　在

出版　**中国健康传媒集团** | 中国医药科技出版社
地址　北京市海淀区文慧园北路甲 22 号
邮编　100082
电话　发行：010-62227427　邮购：010-62236938
网址　www.cmstp.com
规格　787×1092 mm $\frac{1}{32}$
印张　6 $\frac{1}{8}$
字数　109 千字
版次　2022 年 10 月第 1 版
印次　2022 年 10 月第 1 次印刷
印刷　三河市万龙印装有限公司
经销　全国各地新华书店
书号　ISBN 978-7-5214-3344-9
定价　35.00 元

获取新书信息、投稿、为图书纠错，请扫码联系我们。

内容提要

　　本书为《药品使用风险管理实用手册》系列丛书之一，主要从肠外营养类药品遴选、采购与储存环节风险管理，临床使用管理，特殊患者使用管理和用药教育等方面阐述药品的信息、风险点、风险因素等内容。

　　本书可供医师、药师和护师参考使用。

丛书编委会

顾　　问　邵明立　张　伟　时立强

总　主　编　胡　欣

副总主编　陈　孝　杜　光　吕迁洲　苏乐群

　　　　　　童荣生　张　健　赵荣生

编　　委（按姓氏笔画排序）

丁玉峰　马　珂　马满玲　王少明

王建华　王春革　王晓玲　叶京云

史录文　包健安　冯婉玉　朱晓虹

刘向红　闫素英　安卓玲　李国辉

李朋梅　杨　悦　杨樟卫　沈　素

张　波　张幸国　张艳华　林　阳

罗　璨　封宇飞　赵志刚　侯锐钢

姜　玲　费小凡　席雅琳　崔一民

梁　艳　葛卫红　董　梅　董占军

童　刚　赖伟华　蔡本志　肇丽梅

颜小锋　魏　理　魏玉辉

本书编委会

主　　编　姜　玲　包健安

副 主 编　金鹏飞　葛卫红　赵　彬

编　　委（按姓氏笔画排序）

　　　　　　于　迪　马晶晶　卜晓洁　宁丽娟

　　　　　　张　瑾　赵紫楠　徐文峰　郭哲宁

　　　　　　解晓帅　穆殿平

策　　划　北京北方医药健康经济研究中心

监　　制　中国药品监督管理研究会

　　　　　药品使用监管研究专业委员会

序

　　新时代，在我国创新驱动战略背景下，新药审评速度加快，新药上市层出不穷，给患者带来更新更快的治疗服务。但是，我国药品监管力量依然薄弱，科学合理审评面临巨大挑战。中国药品监管科学研究是为确保公众用药安全、有效、合理，不断提高公众健康水平而开展的一系列探索所形成的理论，以及手段、标准和方法。党中央、国务院高度重视药品安全，在监管体制改革、法规建设、基础建设等方面采取了一系列有力措施。随着我国经济社会发展步入新的时代，人民生活不断提高，公众对药品安全有效保证的要求不断增长，对药品的合理使用也更加关注。一旦药品安全发生问题，如不能迅速有效的妥善解决，不仅会威胁群众生命安全和社会安全，给群众和社会造成不可挽回的损失，严重时甚至会引发社会的不稳定。广大药师必须牢记保护和促进公众健康的初心和使命，努力建设强大的科学监管体系，同时必须大力推进监管科学发展与进步，进而实现药品科学监管。

目前，中国制药企业众多，中西药产品数目庞大，在中国加强药品使用风险评估与管理十分必要。参考先进国家新药监管经验，追踪国际最新研究动态，促进中国药品监督管理部门与医疗行业从业人员及患者社会之间的协作、沟通、交流，进而建立符合中国实际情况具有中国特色的药品使用风险监测评估管理体系，对于我们医疗从业人员来说，任重而道远。丛书针对以上现状，从药品进入医疗机构中的各环节作为切入点，分别列举各环节药品的风险，提出相应的管理措施，并对已知风险、未知风险和信息缺失内容予以标明，形成一部药品风险管理过程中的实用手册。作为我国药品风险管理相关的第一套按疾病治疗类别分册的专业书籍，以期为药品的临床使用风险管理提供参考依据，减少或避免用药风险，推动药品合理使用，促进医疗资源优化。力争成为医师、药师和护师的日常药品临床使用风险管理的专业口袋书。

医疗机构作为药品使用的最主要的环节，也是药品风险高发的区域，药品管理法对其药事管理提出明确要求，包括"医疗机构应当坚持安全有效、经济合理的用药原则，遵循药品临床应用指导原则、临床诊疗指南和药品说明书等合理用药，对医师处方、用药医嘱的适宜性进行审核。"这就要求药师在药品管理和合理用药指导等方面具有相应的技术能力并有据可依。本丛书按照疾病治疗类别分册介绍，从药品概述，药品遴选、采购与储存环节风险管理，临床使用管理，特殊患者使用管理和用药教育等多方面药品的信息、风险点、风险因素等进行梳理。本丛书旨在为医师、药师和护师提供用药指导和帮助，确保患者安全用药、降低药品风险，实现广大民众健康水平不断提高的崇高目标。在此特别撰文推荐。

谨此。

原国家食品药品监督管理局局长
中国药品监督管理研究会创会会长

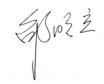

2022 年 7 月 28 日于北京

编写说明

2017年6月中国国家药监部门加入ICH，开始加快接受并实施ICH相关技术指导原则的步伐。ICH E2系列指导原则的全面实施，将推动我国制药企业及医疗机构对药物研发、审批与上市后阶段药物安全和药物风险管理（PV）的认识和关注，也使得理解并建立PV体系、培养PV人才的迫切性和必要性日渐凸显。2019年新修订《药品管理法》也为药物警戒和药品风险监测提供了法律支撑。药品使用风险管理是一项非常艰辛的工作，药物风险管理评价，用于高风险药物识别、风险来源判断和风险干预，是患者用药安全的根本保障。

作为一名几十年工作在一线临床服务的老药师，一直希望在上市药品准入、临床用药风险管控上编写一套管理工具式的实用丛书，以分析及寻找用药发生危险的根本原因，并制定相应的解决问题的措施，能从根本上解决药品使用管理中的突发问题，既可减少医师、药师、护师的个人差错，更能寻找临床治疗冰山之下的风险因素，使同样的问题不再发生，将处于萌芽状态的风险苗头从根源处消灭。

《药品使用风险管理实用手册》系列丛书的出版，为我国临床医师、药师和护师提供了一部临床实用且可操作的指导用书，详细说明了药品在医疗机构使用过程中各环节存在的风险和风险因素并提出相应的管理措施；立意独特创新，编写过程始终坚持人民健康至上；依照现行有关法规编写，基于循证证据、运用质量高、时效性强的文献，保障内容的权威性；根据各类别药品特性编写内容及表现形式，重点提示有风险点的环节；包括更多临床用量大、覆盖率高的药物。

药品使用风险管理是一个新学科，是药物警戒的重要组成部分，是公众用药安全的重要保障，是我国药品科学监管领域的重要课题；药品使用风险管理不是简单的用药指南，也不同于以往的不良反应监测或合理用药的概念，而是涵盖了药品的研究、生产、流通、使用的全部过程，是各阶段互相结合的、宏观的、系统的认知；因此，丛书在新时代编写的意义重大，为保障公众用药的安全，减少伤害，降低医患风险提供强大的专业支撑。丛书设计合理，组织严密，在国家卫健委、国家药监局的指导下，在众多医院药学先锋的探索下，借鉴国际药品风险管理安全目标与实践经验，强化信息技术监管和质量环(PDCA)、品管圈、模式分析、根本原因分析等多种管理学习与应用，医、药、护人员的风险管理能力会逐步提升，全国医院临床药学的整体管理水平也会更上一层楼。

希望未来，我国在药品风险管理体系建设方面再接再厉，逐步提升中国药师价值，也进一步优化药师队伍，持续强化上市后药品风险管理培训，双轮驱动，相辅相成，定能帮助患者及医务人员营造一个更安全的医疗环境。

胡　欣

2022 年 8 月 1 日于北京

前言

　　本手册由肠外营养药品治疗领域的药学专家和药物警戒专家撰写，汇集国内外肠外营养风险管理文件及相关指南中的风险防控策略。《药品使用风险管理实用手册》系列丛书作为中国药品监督管理研究会药品使用监管研究专业委员会围绕"建体系、防风险、保安全"开展的学术研究成果的一部分，其目的是提高广大药师对药品使用各环节中风险管理的认知，给予临床医师、药师、护师用药指导，预防和降低用药风险、提升患者用药安全。

　　本书共分两部分：第一部分着重阐述肠外营养多种维生素临床用药风险管理；第二部分包括氨基酸注射液、脂肪乳注射液、电解质、维生素、微量元素注射液及工业化多腔袋等多种肠外营养临床用药风险管理。

　　第一部分共三章，分别论述肠外营养多种维生素药品的概括、上市情况及各环节药品风险管理。

第一章为肠外营养多种维生素药品介绍，包括国内已上市的注射用多种维生素（12）与小儿多种维生素注射液（13）；第二章阐述肠外营养多种维生素在采购、贮存、处方、调剂、调配、使用、用药监测、药品信息等全环节的风险识别和风险防控管理策略；第三章汇总肠外营养多种维生素的已知风险、潜在风险和缺失信息。

第二部分共四章，分别论述肠外营养药品分类、肠外营养药品采购与储存环节及肠外营养药品临床使用环节的风险点及风险防控策略。第四章介绍肠外营养药品，包括肠外营养药品七大营养物质及工业化多腔袋、肠外营养制剂风险因素及市场上现有的肠外营养药品；第五章阐述肠外营养药品采购与存储环节的风险管理，包括肠外营养的运输、验收入库、存储、调配及效期管理等环节的风险及风险防控策略；第六章重点介绍肠外营养药品临床使用环节的风险管理，包括医嘱和审方、临床治疗及用药监测各环节的风险点及风险防控策略；第七章是对肠外营养药品的风险管理进行总结与探讨，分别从已识别风险和潜在风险两个角度进行阐述，并提出相应的风险防控策略。

我们希望通过本书的编写发行，抛砖引玉，使肠外营养治疗用药管理更趋完善、规范，让肠外营养治疗用药风险管理指导手册成为临床医师、药师和护师日常用药的工具书。

编者

2022 年 9 月

目录

第一部分

第一部分

1

第一章

肠外营养多种维生素药品介绍

一、肠外营养多种维生素药品概况

肠外营养（parenteral nutrition，PN）是通过胃肠外（静脉）途径为人体代谢需要提供基本营养素的营养支持疗法。

对于胃肠道功能部分或完全丧失、不能耐受肠内营养制剂的患者应用 PN 支持时不仅要考虑患者能量、营养要素，还应满足维生素、微量元素、电解质等的需求[1]。维生素是维持机体生命活动过程所必需的一类微量低分子有机化合物，在调节机体物质代谢、维持某些特殊生理功能、促进生长发育等方面起着重要作用[2]。大多数维生素在体内不能合成，也不能大量储存，必须由外源提供，因此维生素的补充是营养支持的重要组成。美国[3-4]、澳大利亚[5]和我国[6]的临床营养相关指南均强调 PN 治疗时应常规添加多种维生素制剂。

目前临床上常用的多种维生素制剂为注射用脂溶性维生素（维生素 A、维生素 D、维生素 E、维生素 K）、注射用水溶性维生素（维生素 B_1、维生素 B_2、烟酰胺、右泛醇、维生素 B_6、维生素 B_7、维生素 B_9、维生素 B_{12}、维生素 C 等）以及含有水溶性和脂溶性维生素的复合型多种维生素制剂。由于复合型注射用多种维生素含有的物质较多、生产工艺复杂，因此本书将对该类药物的风险管理做详细阐述。

二、国内上市肠外营养多种维生素汇总（表1-1）

表1-1 肠外营养多种维生素总表

药品名称	注射用多种维生素（12）[7]	注射用多种维生素（12）[8]	小儿多种维生素注射液（13）[9]
商品名/商标名	施尼维他	卫美佳	卫优佳
给药途径	静脉或肌肉内注射、静脉滴注	静脉注射、静脉滴注	静脉滴注
规格	5ml/支	5ml/支	A瓶：4ml/瓶 B瓶：1ml/瓶
主要成分	每支含：维生素A棕榈酸酯（3500IU）、D_3（220IU）、E（10.20mg）、C（125mg）、B_1（5.80mg）、B_2（5.67mg）、B_6（5.5mg）、烟酰胺（46mg）、B_{12}（6μg）、右泛醇（16.15mg）、B_9（414μg）、B_7（69μg）	每支含：维生素A棕榈酸盐（3500IU）、D_3（220IU）、E（10.20mg）、C（125mg）、B_1（5.80mg）、B_2（5.67mg）、B_6（5.5mg）、烟酰胺（46mg）、B_{12}（6μg）、右泛醇（16.15mg）、B_9（414μg）、B_7（69μg）	A瓶每支含：维生素A棕榈酸酯（2300IU）、D_3（400IU）、C（80mg）、B_1（1.2mg）、B_2（1.4mg）、烟酰胺（17mg）、B_6（1mg）、右泛醇（5mg）、E（7mg）、K_1（200μg） B瓶每支含：维生素B_7（20μg）、B_9（140μg）、B_{12}（1μg）
辅料	氢氧化钠、盐酸、大豆磷脂、甘氨胆酸、甘氨酸	氢氧化钠、注射用水、聚山梨酯80、甘露醇	A瓶：氢氧化钠、注射用水、聚山梨酯80 B瓶：枸橼酸、注射用水、甘露醇

药品名称[a]	注射用多种维生素（12）[7]	注射用多种维生素（12）[8]	小儿多种维生素注射液（13）[9]
ATC 编码		A11A	
上市许可持有人	Pierre Fabre Médicament Production	山西普德药业股份有限公司	内蒙古白医制药股份有限公司
首次批准日期	1999-10-29	2009-06-26	2018-04-12
批准文号	进口药品注册证号 H20181203	国药准字 H20093720	国药准字 H20180001
适应证	适用于当口服营养禁忌、不能或不足（营养不良、吸收不良、胃肠外营养等），需要通过注射补充维生素的患者	适用于当口服营养禁忌、不能或不足（营养不良、吸收不良、胃肠外营养等），需要通过注射补充维生素的患者	适用于接受肠外营养的 11 周岁以下患儿维生素缺乏的预防。医生不必等到患儿出现维生素缺乏症状之后才开始维生素补充治疗

2

第二章

药品风险管理

肠外营养多种维生素在临床使用时应建立全面的风险管理体系，包括在采购、贮存、处方、调剂、调配、使用、用药监测、药品信息等每个环节建立风险识别点，实施风险防控管理策略。

一、采购环节风险管理（表 2-1）

表 2-1　肠外营养多种维生素采购环节风险管理

药品	注射用多种维生素（12）[7]	注射用多种维生素（12）[8]	小儿多种维生素注射液（13）[9]
商品名 / 商标名	施尼维他	卫美佳	卫优佳
生产厂家	Pierre Fabre Médicament Production	山西普德药业股份有限公司	内蒙古白医制药股份有限公司
批准日期	2018-04-28	2019-06-10	2018-04-12
规格	5ml/ 支	5ml/ 支	A 瓶：4ml/ 瓶 B 瓶：1ml/ 瓶
剂型	注射剂		
批准文号 / 注册证号	进口药品注册证号 H20181203	国药准字 H20093720	国药准字 H20180001
内外包装	西林瓶，10 支 / 盒	西林瓶，10 支 / 盒	低硼硅玻璃安瓿，每盒含 A 瓶 1 支和 B 瓶 1 支

二、贮存环节风险管理（表2-2）

表2-2　肠外营养多种维生素贮存环节风险管理

项目	药品	风险点描述	风险管控措施
光线	注射用多种维生素（12）（施尼维他）[7, 58]	部分维生素对光敏感，尤其是维生素A、维生素D、维生素B$_1$、B$_2$和B$_6$，需要考虑储存时的光线	未特殊注明，建议遮光
	注射用多种维生素（12）（卫美佳）[8]	同施尼维他	要求储存条件为遮光、密闭
	小儿多种维生素注射液（13）（卫优佳）[9]	同施尼维他	同施尼维他
温度	注射用多种维生素（12）（施尼维他）[7]	部分维生素对温度敏感，需要考虑储存时的温度	不超过25℃
	注射用多种维生素（12）（卫美佳）[8]	同施尼维他	阴凉（不超过20℃）
	小儿多种维生素注射液（13）（卫优佳）[9]	同施尼维他	2~8℃
湿度	注射用多种维生素（12）（施尼维他）[7]	湿度对维生素可能有影响，需要考虑储存时的湿度	未特殊注明
	注射用多种维生素（12）（卫美佳）[8]	同施尼维他	要求储存条件为干燥

项目	药品	风险点描述	风险管控措施
湿度	小儿多种维生素注射液（13）（卫优佳）[9]	同施尼维他	未特殊注明
性状	注射用多种维生素（12）（施尼维他）[7]	性状	本品为橙黄色的块状物
	注射用多种维生素（12）（卫美佳）[8]	同施尼维他	本品为橙黄色冻干块状物或粉末
	小儿多种维生素注射液（13）（卫优佳）[9]	同施尼维他	本品A瓶为黄色至橙黄色的澄明液体；B瓶为无色至微黄色的澄明液体。给药前应检测是否有可见异物及颗粒产生或颜色改变
有效期	注射用多种维生素（12）（施尼维他）[7]	有效期	24个月
	注射用多种维生素（12）（卫美佳）[8]	同施尼维他	24个月
	小儿多种维生素注射液（13）（卫优佳）[9]	同施尼维他	24个月

三、处方环节风险管理

（一）主药成分

1. 主要成分明细表（表2-3）

表2-3　肠外营养多种维生素主要成分风险管理

主药成分	别名	注射用多种维生素（12）（施尼维他）	注射用多种维生素（12）（卫美佳）	小儿多种维生素注射液（13）（卫优佳）
维生素A	视黄醇，维生素甲，甲种维生素，Retinol	3500IU	同施尼维他	2300IU
维生素D₃	胆骨化醇，胆钙化醇，Cholecalciferol	220IU		400IU
维生素E	生育酚，产干酚，Tocopherol，Ephynal	10.20mg		7mg
维生素K₁	植物甲萘醌，叶绿基甲萘醌，叶绿醌，Phylloquinone	/		200µg
维生素C	抗坏血酸，维生素丙，丙种维生素，Ascorbic acid	125mg		80mg
维生素B₁	硫胺，Thiamine	5.80mg		1.2mg

维生素K₁列 卫优佳栏 A瓶（4ml）

主药成分	别名	注射用多种维生素(12)（施尼维他）	注射用多种维生素(12)（卫美佳）	小儿多种维生素注射液(13)（卫优佳）	
维生素 B$_2$	核黄素，维生素 乙2，Riboflavin, VitaminG	5.67mg		1.4mg	A瓶（4ml）
维生素 B$_3$	烟酰胺，尼克酰胺 Nicotinic acid Amide	46mg		17mg	
维生素 B$_5$	右旋泛醇，D-泛醇，Dexpanthenol	16.15mg		5mg	
维生素 B$_6$	吡哆醇，吡哆辛，Pyridoxine	5.50mg	同施尼维他	1mg	
维生素 B$_7$	生物素，维生素 H，辅酶 R，Biotin	69μg		20μg	B瓶（1ml）
维生素 B$_9$	叶酸，蝶酰谷氨酸，Folic acid	414μg		140μg	
维生素 B$_{12}$	氰钴胺素，钴胺素，氰钴胺，Cyanocobalamin	6μg		1μg	

注：①隐黄素 或 β-胡萝卜素

1 IU 视黄醇活性当量（retinol activity equivalent，RAE）=1 μg 视黄醇=12 μg β-胡萝卜素=24 μg α-胡萝卜素

1 IU 视黄醇=0.3 mcg 维生素 A 醇（视黄醇）或 0.3mcg 视黄醇活性当量

1 IU 维生素 A=0.344μg 维生素 A 醋酸酯（VA-acetate）

②1 IU 维生素 E=0.67mg d-α-生育酚（天然形式）=0.45 dl-α-生育酚（全合成形式）

③10 μg 维生素 D=400 IU 维生素 D

2. 风险管理（表2-4）

表2-4　肠外营养多种维生素主要成分风险管理

药品	主要成分	风险点描述	风险管控措施
注射用多种维生素（12）（施尼维他）[7-8]	见表2-3	不含维生素K不同厂家说明书中对各维生素成分名称表述不同	如需要维生素K需单独补充注意区分说明书中各维生素名称区别及制剂中维生素活性成分存在形式
注射用多种维生素（12）（卫美佳）[7-8]	同施尼维他	同施尼维他	同施尼维他
小儿多种维生素注射（13）（卫优佳）[9, 54]	同施尼维他	维生素K可能与抗凝药如华法林等存在药物相互作用，以及实验室检查干扰的可能，如血氨详细信息见表不同厂家说明书中对各维生素成分表述不同	服用华法林的患者使用本品时应监测INR水平以决定是否需要调整华法林的剂量；血氨的实验室检查结果随维生素K剂量增加而降低，需考虑本品可能的干扰注意区分说明书中各维生素名称区别及制剂中维生素活性成分存在形式

（二）辅料（表 2-5）

表 2-5　肠外营养多种维生素辅料及风险管理

药品	具体成分	风险点描述	风险管控措施
注射用多种维生素（12）（施尼维他）[7]	参考"第一章 二、国内上市肠外营养多种维生素汇总"	含大豆衍生的卵磷脂 含有甘氨胆酸，接受本品肠外营养的患者用药早期有总胆酸和单项胆酸升高（包括甘氨胆酸）升高的报道	慎用于对花生过敏的患者，避免可能的交叉过敏反应 定期进行肝功能指标监测
注射用多种维生素（12）（卫美佳）[5-9, 61-63]	同施尼维他	含聚山梨酯80，相关风险信息缺失，建议参照卫优佳	建议密切监测
小儿多种维生素注射液（13）（卫优佳）[8-9, 61-63]	同施尼维他	含聚山梨酯80，某些患者可引起全身性、注射和输液部位的不良事件：溶血，过敏反应和严重超敏反应，血管刺激性如扩张血管，肝毒性，外周神经毒性 聚山梨酯可能与低出生体重儿的E-ferol症（血小板减少，肾功能不全，肝肿大，胆汁淤积，腹水，血压过低，代谢性酸中毒）有关	建议密切监测

（三）适应证

注射用多种维生素不同制剂的适应证详细信息见表 2-6。

表 2-6　肠外营养多种维生素适应证及风险管理

药品	风险点描述	风险管控措施
注射用多种维生素（12）（施尼维他）[7]	使用人群：成人及 11 岁以上儿童	注意患者使用人群
注射用多种维生素（12）（卫美佳）[8]	同施尼维他	同施尼维他
小儿多种维生素注射液（13）（卫优佳）[9]	使用人群：11 岁以下患者	同施尼维他

（四）用法用量（表 2-7）

表 2-7　肠外营养多种维生素用法用量及风险管理

药品	风险点描述		风险管控措施
注射用多种维生素（12）（施尼维他）[7]	分为常规及特殊剂量，超一般剂量使用需监测有无维生素过量，参考本章"（八）药物过量"当缺乏儿童复合维生素剂型，如果直接使用成人用药折算为儿童用量，存在风险	常规剂量	成人及 11 岁以上儿童：1 支 / 天不得用于 11 岁以下儿童
		特殊剂量	对营养需求增加的病例（如严重烧伤），可按每日给药量的 2~3 倍给药不含维生素 K，如有需要需单独补充

药品	风险点描述	风险管控措施	
注射用多种维生素（12）（卫美佳）[8]	同施尼维他	同施尼维他	
小儿多种维生素注射液（13）（卫优佳）[9]	一般剂量：11岁以下儿童根据体重不同而有剂量差异 特殊剂量：特殊剂量范围信息缺失，超一般剂量使用需监测有无维生素过量，参考本章"（八）药物过量"	常规剂量	日用量： 体重＜1kg：A瓶：1.2ml，B瓶：0.3ml 1kg≤体重＜3kg：A瓶：2.6ml，B瓶0.65ml 体重≥3kg：A瓶：4ml，B瓶1ml
		特殊剂量	若患儿存在多种维生素缺乏或维生素需求的增加，可补充多个日剂量或补充额外的个别维生素 对于低出生体重儿可能需要额外补充维生素A 对于婴幼儿不推荐另外剂量的维生素E
注射用多种维生素（12）（施尼维他）[7]	不同制剂给药途径不同，选择的溶媒不同，与药品辅料相关	静脉注射、静脉滴注、肌内注射 静脉注射速度不宜过快	
注射用多种维生素（12）（卫美佳）[8]		同施尼维他	
小儿多种维生素注射液（13）（卫优佳）[9]		仅用于静脉滴注	

（五）不良反应

1. 临床试验不良反应与上市后不良反应

注射用多种维生素相关临床试验不良反应及上市后的不良反应见表2-8，还列出了说明书中未提及，但其他各维生素组分已报道相关不良反应，可能由维生素本身也可能由单个维生素制剂的辅料造成，也是注射用多种维生素制剂使用过程中的风险点，需要进行相应管控措施，详见信息来源中的参考文献。

表2-8　肠外营养多种维生素不良反应及风险管理

药品	风险点描述	风险管控措施
临床试验不良反应		
注射用多种维生素（12）（施尼维他）[7]	偶见：胃肠道系统疾病：恶心，呕吐	加强关注
	常见：全身性疾病及给药部位反应：注射/输注部位疼痛	减慢注射/输注速度
	尚不明确：代谢及营养类疾病：维生素A升高，视黄醇结合蛋白升高 肝胆系统疾病：转氨酶，谷氨酸脱氢酶，血碱性磷酸酶，胆汁酸升高	应监测患者的临床状况和维生素水平，以确保维生素保持在适当水平 如维生素A过量，停止给药，减少钙摄入，增加利尿及再水化 建议对患者肝功能监测

药品	风险点描述	风险管控措施
注射用多种维生素（12）（卫美佳）[8]	同施尼维他	同施尼维他
小儿多种维生素注射液（13）（卫优佳）[9]	信息缺失	同施尼维他

上市后不良反应

药品		风险点描述	风险管控措施
注射用多种维生素（12）（施尼维他）[7]	免疫系统	全身过敏反应：临床表现如呼吸窘迫、胸部不适、咽喉发紧、荨麻疹、皮疹、红斑、上腹不适、心脏骤停并导致死亡	出现过敏反应时，应立刻停止输注本品含有大豆衍生的卵磷脂，慎用于对花生过敏的患者，避免可能的交叉过敏反应
	神经系统疾病	味觉障碍（金属味）	密切监测
	心脏器官病症	心动过速	密切监测
	呼吸系统、胸及纵隔疾病	呼吸急促	密切监测
	胃肠系统疾病	腹泻	密切监测
	皮肤及皮下组织类疾病	瘙痒	密切监测
	肝胆系统疾病	γ–谷氨酰转移酶升高	建议对患者肝功能监测
	全身性疾病与给药部位反应	发热、全身痛、注射部位反应（灼烧，皮疹）	密切监测

续表

药品	风险点描述		风险管控措施
注射用多种维生素（12）（卫美佳）[8]	同施尼维他		本品不含卵磷脂辅料中聚山梨酯80易导致不良反应，说明书信息缺失，建议参考表2-5卫优佳部分其他请参考以上施尼维他
小儿多种维生素注射液（13）（卫优佳）[9]	皮肤	皮疹，红斑，瘙痒	密切监测
	中枢神经系统	头痛，头晕，躁动，焦虑	密切监测
	眼科	复视	密切监测

2. 复合维生素中各维生素组分不良反应（表2-9）

表2-9　肠外营养多种维生素主要成分不良反应风险管理

药品	风险点描述	风险管控措施
维生素 E[38]	长期大量使用（每日量400~800mg），可引起视力模糊、乳腺肿大、腹泻、头晕、流感样症状、头痛、恶心及胃痉挛、乏力软弱。个别患者有皲裂、唇炎、口角炎、胃肠功能紊乱、肌无力，停药后可逐渐消失	密切监测
维生素 D$_3$[39]	便秘、腹泻、持续性头痛、食欲减退、口内有金属味、恶心呕吐、口渴、疲乏、无力骨痛、尿混浊、惊厥、高血压、眼对光刺激敏感度增加、心律失常、偶有精神异常、皮肤瘙痒、肌痛、严重腹痛（有时误诊为胰腺炎）、夜间多尿、体重下降	密切监测

药品	风险点描述	风险管控措施
维生素 K_1[40]	全身性：过敏性休克、过敏样反应、发热、寒战、晕厥等 呼吸系统损害：呼吸困难、胸闷等 心血管系统损害：发绀、低血压、心悸、心动过速等	密切监测
维生素 C[41]	腹泻，头晕，疲劳，胁腹痛，潮红，头痛，胃灼热，恶心，呕吐。长期应用大量维生素 C 偶可引起尿酸盐、半胱氨酸盐或草酸盐结石	密切监测
维生素 B_1[37]	偶见过敏反应，个别可发生过敏性休克	出现过敏反应症状或体征时，应立刻停止输注或注射；密切监测
维生素 B_2[42]	胃肠系统：恶心、呕吐等 全身性损害：发热、寒战、胸闷等 皮肤及其附件：皮疹、瘙痒等 心血管系统：心悸、潮红等 神经系统损害：头晕等 免疫功能紊乱及感染：过敏样反应、过敏性休克等 其他：尿色异常	密切监测
维生素 B_3[43]	过敏反应：皮肤潮红或苍白、皮疹、瘙痒、寒战、口唇肿胀、喉头水肿、呼吸困难、咳嗽、心悸、发绀、血压下降甚至休克等 全身性损害：寒战、发热、高热、畏寒、胸闷、胸痛	密切监测

续表

药品	风险点描述	风险管控措施
维生素 B_3 [43]	呼吸系统损害：呼吸困难、呼吸急促、咳嗽、喉头水肿 心血管损害：低血压、心悸 血管损害及出血凝血障碍：静脉炎、潮红 皮肤及其附件损害：皮疹、瘙痒、出汗增加 肝胆系统损害：黄疸、肝生化指标异常 胃肠系统损害：恶心、呕吐、腹痛、腹泻、口干 神经系统损害：头晕、头痛、眩晕 代谢异常：糖耐量降低、高尿酸血症 用药部位损害：注射部位疼痛	密切监测
维生素 B_6 [44]	罕见过敏反应 若每天应用 200mg，持续 30 天以上，可致依赖综合征	密切监测
维生素 B_{12} [45]	可致过敏反应，甚至过敏性休克痛风患者使用维生素 B_{12} 可能发生高尿酸血症 治疗巨细胞贫血，在起始 48 小时，宜查血钾，以防止低钾血症	密切监测

（六）相互作用

1. 药物相互作用

肠外营养多种维生素相关的药物相互作用信息见表 2-10，除注射用多种维生素药品说明书中药物相互作用部分信息，还罗列了说明书中没有，多种维生素制剂中各组分目前已报道的其他药物相互作用，也是注射用多种维生素使用中的风险点，需要进行风险管控，信息来源详见参考文献。

禁止 / 避免合并：数据表明指定的药物可能以临床上重要的方式相互影响，合并使用时风险通常大于益处，一般认为禁止联合使用。

谨慎 / 考虑更改治疗：两种药物可能以临床上显著的方式相互作用。必须进行针对患者的评估，以确定伴随疗法的益处是否大于风险，必须采取特定的措施包括积极监测、经验性剂量调整、选择替代药物等，来实现益处，或将联用药物产生的毒性最小化。

监测治疗：可能以临床上重要的方式相互作用，同时使用两种药物通常益处大于风险，实施适当的监测计划识别潜在的负面影响，少数患者需要调整一种或者两种药物剂量。

无需采取措施：可能会有相互作用，但同时使用而引起临床关注的证据很少或没有。

表 2-10 肠外营养多种维生素与药物相互作用及风险管理

相互作用药品	风险点描述	风险级别	风险管控措施
主药成分药物相互作用			
左旋多巴[7-9]	维生素 B_6 日剂量超过 5mg 时可拮抗左旋多巴的作用，加快左旋多巴的代谢，降低后者血药浓度，有增加帕金森相关症状的可能 当左旋多巴与外周多巴脱羧抑制剂联用时，即使在存在高浓度维生素 B_6 的情况下，也可使左旋多巴进入中枢 施尼维他和卫美佳每支含维生素 B_6 5.5mg，卫优佳含量为 1mg	谨慎/考虑更改治疗	当不与外周多巴脱羧酶抑制剂使用时，抑制左旋多巴的效果。对未合用多巴脱羧酶抑制剂的患者，避免摄入任何维生素 B_6
乙硫异烟胺[7-9]	可导致维生素 B_6 缺乏症	监测治疗	密切监测
维生素 B_6 拮抗剂（环丝氨酸、肼屈嗪、异烟肼、青霉胺、苯乙肼）[7-9]	可引起维生素 B_6 缺乏症	监测治疗	密切监测
主药成分药物相互作用			
茶碱[7-8]	可引起维生素 B_6 缺乏症	监测治疗	密切监测
肼屈嗪[7-8]	可能使维生素 B_6 需求增加	监测治疗	密切监测
抗惊厥药（苯妥英、卡马西平、苯巴比妥、丙戊酸钠）[7-8]	可引起叶酸、维生素 B_6 及维生素 D 缺乏 维生素 B_6、叶酸可加快其代谢，降低血清浓度，减弱药效	监测治疗	密切监测

相互作用药品	风险点描述	风险级别	风险管控措施
胺碘酮[7-8]	与维生素 B_6 合用可以增强胺碘酮诱发的光敏性	监测治疗	密切监测
抗惊厥药（苯妥英、磷苯妥英、苯巴比妥、扑米酮）[7-8]	大剂量维生素 B_6 可加快其代谢，降低血清浓度，减弱药效 补充叶酸可降低抗惊厥药的血药浓度，增加癫痫发作风险	监测治疗	密切监测
叶酸抗代谢药（雷替曲塞）[7-8, 60]	补充叶酸可降低抗代谢效应	禁止/避免合用	雷替曲塞治疗之前或期间不应使用叶酸，合用可能会严重削弱雷替曲塞的疗效
叶酸拮抗剂（甲氨蝶呤、柳氮磺胺吡啶、乙胺嘧啶、氨苯蝶啶、甲氧苄啶和高剂量儿茶素）[7-8]	阻止叶酸转化为活性代谢物，降低叶酸疗效 叶酸可能降低患者对甲氨蝶呤治疗的反应	无需采取措施	密切监测
氟尿嘧啶（5-氟尿嘧啶、卡培他滨、替加氟）[7-8]	与叶酸合用增加细胞毒性	监测治疗	密切监测
阿司匹林（大剂量）[7-8]	可加速叶酸从尿液中排出而降低叶酸水平	监测治疗	密切监测
抗血小板药物[7-8]	维生素 E 可增强对血小板功能的抑制	监测治疗	密切监测

相互作用药品	风险点描述	风险级别	风险管控措施
维生素 K 拮抗剂（如华法林、香豆素及其衍生物）[7-8]	维生素 E 能增强其抗凝作用	监测治疗	密切监测
依赖活性氧自由基起效的化疗药物[7-8]	高剂量维生素 E 的抗氧化作用可能会抑制化疗药物活性	监测治疗	密切监测
铁剂[7-8]	高剂量维生素 E 可降低缺铁性贫血患者的血液系统对铁剂的反应，降低铁剂治疗效果	无需采取措施	密切监测
替普那韦 / 替拉那韦口服液[10]	合用替普那韦口服溶液（维生素 E 含量 116IU/ml）可能会导致维生素 E 过量引起的维生素 E（全身性）的不良 / 毒性作用增强	谨 慎 / 考虑更改治疗	服用替普那韦口服溶液的患者避免摄入超出多种维生素产品所含维生素 E 量的其他维生素 E
环孢素[11-13]	维生素 E 可能会降低环孢素的血清浓度	监测治疗	密切监测
抗逆转录病毒药物[7-8]	依法韦伦和齐多夫定等可能会降低维生素 D 的水平蛋白酶抑制剂可能会减少维生素 D 活性代谢物的形成	监测治疗	密切监测
卡马西平[7-8]	与大剂量维生素 B_3（烟酸）合用可抑制卡马西平代谢	监测治疗	密切监测

相互作用药品	风险点描述	风险级别	风险管控措施
胰岛素、降糖药[7-8]	大剂量维生素 B_3 可导致胰岛素敏感性下降，降低抗糖尿病药物的治疗效果	监测治疗	密切监测：同时使用降糖药或胰岛素与维生素 B_3（烟酸）或多种维生素制剂治疗时，应更频繁地监测血糖
扑米酮[7-8]	大剂量维生素 B_3 可使苯巴比妥代谢减慢，使扑米酮浓度升高	监测治疗	密切监测
HMG–CoA 还原酶抑制剂（他汀类）[14-16]	维生素 B_3（烟酸，$\geqslant 1g/d$）与 HMG–CoA 还原酶抑制剂联合治疗可能增加肌肉毒性（包括横纹肌溶解）和其他毒性（例如肝毒性）	谨慎/考虑更改治疗	密切监测接受 HMG–CoA 还原酶抑制剂和降脂剂量的烟酸（$\geqslant 1g/d$）患者的中毒症状和体征禁忌同时使用烟酸和较高剂量（40mg/d）瑞舒伐他汀钙
抗流感病毒（巴洛沙韦）[18]	避免将巴洛沙韦与含多价阳离子的产品（例如多种维生素/矿物质，铝，钙，铁，镁，硒，锌等）并用	禁止/避免合并	避免合用
氯霉素[7-8]	可抑制维生素 B_{12} 治疗对血液系统的影响，削弱维生素 B_{12} 的治疗作用	监测治疗	密切监测

相互作用药品	风险点描述	风险级别	风险管控措施
秋水仙碱[19]	秋水仙碱可降低维生素B_{12}的血清浓度	监测治疗	密切监测
三氧化二砷[20-22]	在使用维生素B_{12}治疗严重巨幼细胞性贫血期间，使用三氧化二砷可能会导致低钾血症，增加心律失常的风险	监测治疗	应监测血钾水平，应保持在4mEq/dl以上
碱性药物（如氨茶碱、碳酸氢钠、谷氨酸钠等）、核黄素、三氯叔丁醇、铜、铁离子[41]	维生素C不宜与碱性药物（如氨茶碱、碳酸氢钠、谷氨酸钠等）、核黄素、三氯叔丁醇、铜、铁离子的溶液配伍，以免影响疗效	禁止/避免合并	避免合用
去铁胺[7-8]	维生素C补充过量会增加铁的动员，从而增加铁诱发心力衰竭的风险	谨慎/考虑更改治疗	使用去铁胺的患者合用维生素C时可能会导致心脏功能受损；心衰患者不建议补充维生素C；如需补充，需在去铁胺治疗1个月后补充
口服避孕药（混合激素类）[7-8]	高剂量维生素C可导致突破性出血和避孕失败	监测治疗	密切监测
硼替佐米[23-25]	维生素C可能会降低硼替佐米在治疗癌症中的功效	谨慎/考虑更改治疗	密切监测

相互作用药品	风险点描述	风险级别	风险管控措施
茚地那韦[26-27]	维生素 C 可降低茚地那韦血浆浓度	无需采取任何行动	密切监测
安非他命，苯丙胺[28-30]	维生素 C 可降低安非他命，苯丙胺的血浆浓度	监测治疗	维生素 C 会降低苯丙胺类药物血药浓度并增加其肾脏排泄量，从而导致苯丙胺类疗效降低，需根据临床反应调整苯丙胺剂量
抗凝剂（如阿昔单抗、氯吡格雷、肝素、华法林）[7-9]	与高剂量维生素 A，B₃ 合用增加出血风险；维生素 K 可能降低华法林的抗凝效果	监测治疗	使用华法林的应监测凝血酶原/INR 水平以决定是否需要调整华法林剂量
类维生素 A（包括贝沙罗汀，阿维 A，异维 A，阿达帕林等）[31-35]	合用时增加维生素 A 中毒风险 施尼维他，卫美佳每支含维生素 A 3500IU，卫优佳每 1 支 A 瓶含维生素 A 2300IU	谨慎/考虑更改治疗	使用类维生素 A 的患者维生素 A 的摄入量每天不得超过 15000IU
四环素类药物[7-8]	可以引起假性脑瘤的药物，与维生素 A 合用时会增加假性脑瘤（良性/特发性颅内压增高）风险	监测治疗	风险沟通

续表

相互作用药品	风险点描述	风险级别	风险管控措施
抗菌药物（红霉素、卡那霉素、链霉素、四环素、林可霉素）[9]	维生素 B_1、B_2、B_6、B_3、C 可降低红霉素、卡那霉素、链霉素、四环素、林可霉素的抗菌作用	监测治疗	密切监测
博来霉素[9]	维生素 B_2、C 体外可降低博来霉素活性，多种维生素合用可能使博来霉素的活性降低	谨慎/考虑更改治疗	密切监测
辅料药物相互作用			
α_1- 酸性糖蛋白（AAG）结合的药物（普萘洛尔、哌唑嗪等）[7]	甘氨胆酸可能使 AAG 结合药物作用增强	监测治疗	密切监测

2. 实验室检查干扰

　　肠外营养多种维生素相关的实验室检查干扰信息见表 2-11，除注射用多种维生素相关药品说明书中注明的实验室检查干扰信息外，还罗列了说明书中没有，维生素制剂中各组分目前已报道的其他实验室检查干扰项目，也是注射用多种维生素使用中的风险点，需要进行风险管控，信息来源详见参考文献。

表 2-11　肠外营养多种维生素实验室检查干扰风险管理

药品	风险点描述	风险管控措施
维生素 C[7-9, 41, 46-47]	血液和尿液中的维生素 C 可能造成某些实验室检查项目检测值偏高或偏低 受影响的相关检测项目： 葡萄糖、血红蛋白、白细胞酯酶；亚硝酸盐和胆红素；愈创木脂，尿液筛查试验中可能导致对乙酰氨基酚假阴性，卡马西平浓度不准确；大便隐血假阳性；血清乳酸脱氢酶和血清转氨酶浓度；尿糖（硫酸铜法）、葡萄糖（氧化酶法）假阳性；尿中草酸盐、尿酸盐和半胱氨酸等浓度增高；尿 pH 下降	应参阅相应实验室检查的技术资料，以确定维生素的潜在干扰 建议使用血浆实验室测定法或经批准的可纠正干扰的设备 或应将基于氧化还原反应的实验室检查延迟至给药后 24 小时
维生素 B7[7-9, 49-53]	当施尼维他作为肠外营养输注的一部分在 12~24 小时内给药时，实验室检查受到干扰的风险极低 有报道成人口服高剂量（日剂量 5~300mg）维生素 B7（生物素）干扰建立在维生素 B7（生物素）/链霉亲和素相互作用基础上的实验室检查，可能会导致部分监测结果假性降低或升高 可能干扰情况： 日剂量在 10 分钟内注射给药、低体重患者以及当儿童或肾损害患者在 12~24 小时内给予施尼维他。在儿童和肾损害患者中该干扰风险较高，并且风险随着剂量的升高而升高	建议使用不基于链霉亲和素 – 维生素 B7（生物素）系统的其他检测方法 或者在停止补充维生素 B7（生物素）一周后重复进行分析

续表

药品	风险点描述	风险管控措施
维生素 B$_7$ [7-9, 49-53]	受影响的检测项目：促肾上腺皮质激素（ACTH），催乳素，睾丸激素，皮质醇和雌二醇，心脏肌钙蛋白 T（cTnT），血清和尿液中 β-HCG（人绒毛膜促性腺激素），肿瘤标志物，促甲状腺激素（TSH），总甲状腺（TT4），总三碘甲状腺（TT3），游离甲状腺素（FT4，FT3），甲状旁腺激（PTH），催乳激（PRL），N 端脑钠肽（NT-proBNP），25-(OH)$_2$-VitD$_3$ 和 2 种非激素（前列腺特异性抗原和铁蛋白）	建议使用不基于链霉亲和素-维生素 B$_7$（生物素）系统的其他检测方法或者在停止补充维生素 B$_7$（生物素）一周后重复进行分析
叶酸及维生素 B$_{12}$ [7-9]	叶酸和维生素 B$_{12}$ 可以掩盖巨幼细胞性贫血患者的叶酸和维生素 B$_{12}$ 含量不足，干扰巨幼细胞性贫血的诊断	对于可疑或确诊为巨幼细胞性贫血的患者，在开始补充本品之前应评估叶酸和维生素 B$_{12}$ 水平
维生素 K [48]	干扰血浆氨测定	密切监测
维生素 B$_3$ [54]	维生素 B$_3$ 可能会由于干扰荧光测试而导致血浆或尿儿茶酚胺浓度错误升高，尿葡萄糖测量结果呈假阳性（本尼迪克特试剂法）	密切监测
维生素 B$_6$ [45, 55]	苯环利定，美沙酮及一些阿片类药物尿液检查结果如尿胆原呈假阳性	密切监测
维生素 B$_1$ [37]	大剂量使用维生素 B$_1$ 可干扰血清茶碱浓度，尿酸浓度可呈假性增高，尿胆原可呈假阳性	密切监测

药品	风险点描述	风险管控措施
维生素 E[38]	大量维生素 E 可导致血清胆固醇及血清三酰甘油浓度升高	密切监测
维生素 B₂[42]	使用维生素 B₂ 后，尿液呈黄绿色；可使荧光法测定尿中儿茶酚胺浓度结果呈假性增高，尿胆原呈假阳性	密切监测

（七）特殊人群

肠外营养多种维生素相关的特殊人群用药详见表 2-12，信息来源详见参考文献。

表 2-12　肠外营养多种维生素特殊人群风险管理

药品	风险点描述	风险管控措施
孕妇及哺乳期妇女		
注射用多种维生素（12）（施尼维他）[7]	未进行在孕妇中的应用研究尚不明确是否通过乳汁排泄	相关信息缺失，权衡利弊使用
注射用多种维生素（12）（卫美佳）[8]	同施尼维他	同施尼维他
小儿多种维生素注射液（13）（卫优佳）[9]	未进行在孕妇中的应用研究 怀孕和哺乳期妇女维生素需求量可能比未处于怀孕和哺乳期妇女多，孕妇维生素的需求量应参考相关推荐的剂量，哺乳期慎用本品 未进行对动物生殖影响的研究	本品为儿童用药，剂量偏小，孕妇使用应参考相关推荐剂量，哺乳期慎用 相关信息缺失，衡利弊使用

药品	风险点描述	风险管控措施
组分[56]	维生素 A： 妊娠期每日维生素 A 不宜超过 6000 单位，有报道孕妇摄入大量维生素 A 时可能致胎儿畸形，如泌尿道畸形、生长延缓、早期骨骺愈合等 维生素 A 能从乳汁分泌，乳母摄入量增加时，应注意婴儿自母乳中摄取的维生素 A 量 有维生素 A 过量摄入，并可能合并早期妊娠者，应作妊娠试验，并测血中维生素 A 含量 维生素 A 过量应避孕 妊娠妇女如维生素 A 摄入过量，应评估胎儿致畸风险	风险沟通 密切监测
儿童用药		
注射用多种维生素（12）（施尼维他）[7]	说明书相关信息不全	相关信息缺失，权衡利弊使用
注射用多种维生素（12）（卫美佳）[8]	新生儿、婴儿、11 岁以下儿童禁用	新生儿、婴儿、11 岁以下儿童禁用
小儿多种维生素注射液（13）（卫优佳）[9]	本品含微量铝，肾功能受损患儿包括早产儿通过肠外营养接收铝超过 4~5μg/（kg·d）时，体内铝蓄积与中心神经系统和骨骼毒性有关，组织中铝的蓄积也可能发生在更低铝摄入的情况。在给予早产儿本品时应定期检测铝的水平	密切监测临床症状，定期监测早产儿体内铝水平，避免额外给予维生素 E

药品	风险点描述	风险管控措施
小儿多种维生素注射液（13）（卫优佳）[9]	婴幼儿给予额外剂量的维生素E可能会导致维生素E血药浓度的升高和潜在的维生素E毒性，应当定期监测患儿的维生素血药浓度 有关于与聚山梨酯相关的低出生体重儿E-ferol症（血小板减少，肾功能不全，肝肿大，胆汁淤积，腹水，血压过低，代谢性酸中毒）报道	密切监测临床症状，定期监测早产儿体内铝水平，避免额外给予维生素E
老年用药		
注射用多种维生素（12）（施尼维他）[7]	无相关资料，提供信息不全 通常考虑到老年患者肝、肾及心脏功能减退为常见，且更常患有伴随疾病或其他药物治疗，因此应考虑调整剂量［减少剂量和（或）延长给药间隔］	加强关注，必要时调整剂量
注射用多种维生素（12）（卫美佳）[8]	同施尼维他	同施尼维他
小儿多种维生素注射液（13）（卫优佳）[9]	儿童用药，不适用于老年患者	不适用于老年患者
肝功能损害患者		
注射用多种维生素（12）（施尼维他）[7]	肝脏疾病会增加维生素A中毒的易感性；有出现肝酶升高的报道	注意预防维生素A过量 根据肝功能和患者情况个体化补充维生素
注射用多种维生素（12）（卫美佳）[8]	同施尼维他	同施尼维他
小儿多种维生素注射液（13）（卫优佳）[9]	尚无对肝功能损伤患儿使用的研究，提供信息不足	建议同施尼维他

药品	风险点描述	风险管控措施
肾功能损害患者		
注射用多种维生素（12）（施尼维他）[7]	需特别注意预防维生素 A 过多症和维生素 A 中毒 严重的肾功能损害患者，应注意足够的维生素 D，同时预防维生素 A 中毒，此类患者即使只补充小剂量维生素 A 或者甚至在不补充的情况下，也可能出现维生素 A 中毒 长期血液透析患者需监测维生素 B_6 过多症和中毒（周围神经病变、不自主运动）	密切监测 根据肾功能的损害程度制定个体化维生素补充方案
注射用多种维生素（12）（卫美佳）[8]	同施尼维他	同施尼维他
小儿多种维生素注射液（13）（卫优佳）[9]	尚无对肾功能损伤患儿使用的研究，提供信息不足	建议同施尼维他
维生素过敏者		
注射用多种维生素（12）（施尼维他）[7]	复合维生素制剂及单一维生素制剂（包括维生素 A、B_1、B_2、B_{12} 和叶酸），有全身性严重过敏反应，致命性不良反应事件的报道 辅料中大豆衍生的卵磷脂，需避免可能的交叉过敏反应	出现过敏反应时，应立刻停止输注 慎用于对于花生过敏患者
注射用多种维生素（12）（卫美佳）[8]	同施尼维他	同施尼维他
小儿多种维生素注射液（13）（卫优佳）[9]	无相关资料，提供信息不全	建议同施尼维他

（八）药物过量

肠外营养多种维生素相关的药物过量信息见表2-13，除注射用多种维生素相关药品说明书中注明的药物过量信息外，还罗列了维生素制剂中各组分目前已报道的其他药物过量信息，信息来源详见参考文献。

表2-13　肠外营养多种维生素药物过量风险管理

药品	风险点描述	风险管控措施
注射用多种维生素（12）（施尼维他）[7]	风险人群：有多个维生素来源并且某种维生素补充总量不符合个性化需求的患者；对维生素过多症易感性增加的患者；长期补充维生素的患者	采取措施：停止给药，减少钙摄入，增加利尿及再水化 密切监测：长期补充维生素的患者，应监测患者临床状况和血液中维生素浓度，以避免用药过量及发生中毒，特别是维生素A、D和E，同时应特别监测通过其他途径补充维生素
	维生素A过量：一次应用维生素A超过15万IU可致急性中毒 风险人群：蛋白质营养不良的患者；肾功能损害的患者（即使不补充维生素A）；肝功能损害的患者；接受慢性病治疗的患者；肝脏维生素A储存量达到饱和的患者；在急性肝病期间会出现维生素A中毒表现	密切监测：当使用施尼维他、卫美佳42支（每支含有维生素A 3500IU）及以上剂量时可能出现维生素A急性中毒 采取措施：停止给药，减少钙摄入，增加利尿及再水化

药品	风险点描述	风险管控措施
注射用多种维生素（12）（卫美佳）[8]	同施尼维他	同施尼维他
小儿多种维生素注射液（13）（卫优佳）[9]	可能含有铝，长期接受肠外营养的肾功能损伤患儿，特别是早产儿通过肠外营养接受的铝超过4~5μg/（kg·d）时，体内铝蓄积与中心神经系统和骨髓毒性有关，组织中铝的蓄积也可能发生在更低剂量的铝摄入的情况 肾功能衰竭和肝病患者补充维生素A应谨慎，在这部分人群中摄入1.5mg/d维生素A有过量不良反应的报道，表现为恶心、呕吐、头痛、头晕、视力模糊等	当使用卫优佳A瓶2.14支（每支含有维生素A 0.7mg）及以上剂量时，可能会在肾功能衰竭和肝病患者中出现维生素A过多症状，需密切监测 使用长期肠外给药患儿特别是早产儿应定期监测体内铝水平，其他管控措施建议同施尼维他
其他维生素制剂[38-41, 44]	维生素C： 长期大量应用维生素C停药后可引起坏血病，尿酸盐、半胱氨酸盐或草酸盐结石，铁过载患者中罕见情况下可引起致命性心律失常 剂量： 尚未确定具体毒性剂量，每日1~4g可引起腹泻，皮疹，胃酸增多，胃液反流，有时尚可见泌尿系统结石，尿内草酸盐与尿酸盐排除增多，深静脉血栓形成，血管内溶血或凝血等，白细胞吞噬能力降低；每日剂量超过5g时可导致溶血，或致命	当使用施尼维他、卫美佳8支（每支含维生素C 125mg），卫优佳A瓶12.5支（每支80mg）及以上剂量时，可能出现维生素C过量的不良反应 治疗措施：停止给药，对症治疗和支持性治疗

药品	风险点描述	风险管控措施
其他维生素制剂[38~41, 44]	维生素 D_3：尚无确定具体的毒性剂量；维生素 D 每日推荐最大剂量为 4000IU	当使用施尼维他、卫美佳 18 支（每含有维生素 D_3 220IU），卫优佳 A 瓶 10 支（每支 400IU）及以上剂量时，可能出现维生素 D_3 过量的不良反应 治疗措施：停止使用所有维生素 D 和钙补充剂，对症治疗和支持性治疗；密切监测血清钙和磷酸盐水平
	维生素 E：尚未确定最低毒性剂量 维生素 E 血浆浓度大于 3.5mg/dl 可能会导致毒性 长期大量使用（每日量 400~800mg），可引起视力模糊、乳腺肿大、腹泻、头晕、流感样症状、头痛、恶心及胃痉挛、乏力软弱。个别患者有皲裂、唇炎、口角炎、胃肠功能紊乱、肌无力，停药后上述反应可逐渐消失 长期超量使用（每日 >800mg）使用维生素 E 可以抑制血小板凝集并拮抗维生素 K 依赖性凝血因子	当使用施尼维他，卫美佳 39 支（每含有维生素 E 10.2mg），卫优佳 A 瓶 57 支（每支 7mg）及以上剂量时，可能出现维生素 E 过量的不良反应 密切监测需要监测出血情况，凝血功能

药品	风险点描述	风险管控措施
其他维生素制剂[38-41, 44]	维生素 B_6：肾功能正常时几乎不产生毒性 慢性毒性：每日应用200mg及以上，30天以上可导致维生素 B_6 依赖和戒断。每日应用2~6g持续几个月，严重的出现神经感觉异常、进行性步态不稳至足麻木、手不灵活	当使用施尼维他、卫美佳36支（每含有维生素 B_6 5.5mg），卫优佳A瓶200支（每支1mg）及以上剂量时，可能出现维生素 B_6 过量的不良反应 治疗措施：立即停药，对症治疗和支持性治疗；严重过量后监测神经系统检查
	维生素 K_1：尚未确定具体的毒性剂量；大剂量或超剂量可能加重肝损害	治疗措施：立即停药，对症治疗和支持性治疗 监测患者：肝肾功能、全血细胞计数，类过敏反应

（九）禁忌证（表2-14）

表2-14　肠外营养多种维生素禁忌证风险管理

药品	风险点描述	风险管控措施
注射用多种维生素（12）（施尼维他）[7]	已知对大豆蛋白/制品（混合微胶粒中的卵磷脂是大豆制品）过敏者	慎用于花生过敏患者
注射用多种维生素（12）（卫美佳）[8]	已知对本品任何成分过敏者，尤其对维生素 B_1 过敏者禁用；新生儿、婴儿、11岁以下的儿童	禁用
小儿多种维生素注射液（13）（卫优佳）[9]	维生素过多症的患者禁用；对本品任一维生素或辅料成分过敏者禁用	禁用

（十）注意事项（表 2-15）

表 2-15　肠外营养多种维生素注意事项及风险管理

药品	风险点描述	风险管控措施
注射用多种维生素（12）（施尼维他）[7]	肝脏：肝酶升高；包括炎性肠病患者出现单独的丙氨酸氨基转移酶（ALT）升高。其他患者有胆酸水平（总胆酸和单项胆酸，包括甘氨胆酸）升高的报道 已知部分接受肠外营养（包括维生素肠外营养液）的患者可能会出现肝胆疾病，包括胆汁淤积、肝脂肪变性、肝纤维化和肝硬化，并可能引发肝功能衰竭、胆囊炎和胆结石。不同患者之间存在个体差异	密切监测肝功能指标；特别是对出现肝性黄疸或其他胆汁淤积征象的患者
	维生素缺乏： 不含维生素 K，需要时应单独使用 维生素 B_{12} 缺乏患者补充本品后可能会掩盖既有的维生素 B_{12} 缺乏症状	需要维生素 K 患者需单独补充；补充本品前应评估维生素 B_{12} 水平
	钠含量：每支本品注射剂含 24mg 钠（1mmol，相当于氯化钠相当于氯化钠 58.5mg）	正在限钠盐患者用药时应考虑到此点
注射用多种维生素（12）（卫美佳）[8]	同施尼维他	同施尼维他
小儿多种维生素注射液（13）（卫优佳）[9]	低维生素 A 水平：维生素 A 可被 PVC 材质吸附（如输液管）	定期监测维生素 A 的水平可能需要额外补充维生素 A，尤其针对低出生体重儿

四、调剂环节风险管理

药师在进行处方审核时，需要对处方进行合法性、规范性、适宜性审核。

重点需关注患者使用多种维生素的适应证，用法用量，配伍禁忌，禁忌证，特殊人群用药等风险点，具体风险管控措施见各章节。

五、调配环节风险管理

（一）配制方法（表 2-16）

表 2-16　肠外营养多种维生素配制方法及风险管理

药品	风险点描述	风险管控措施
注射用多种维生素（12）（施尼维他）[7, 58-59]	配制环境：无菌条件 复溶稀释操作： 不同维生素制剂的溶媒不同，与辅料有关 包装形式不同，操作复杂程度、耗时、污染风险不同 静脉滴注：给药前即刻用5ml 注射用水溶解，加入到可兼容性及稳定性的肠外营养液中，或 5% 葡萄糖注射液中，0.9% 氯化钠注射液中 静脉注射：给药前即刻用5ml 注射用水溶解，缓慢静脉注射时间不少于 10 分钟	本品加入肠外营养液后，应检查是否出现异常颜色变化和（或）沉淀物、不溶性络合物或结晶 作为肠外营养混合液组分时，应均匀混合 未使用部分应丢弃，不得贮藏供日后使用 尽量减少光暴露，避免阳光直射

药品	风险点描述	风险管控措施
注射用多种维生素（12）（施尼维他）[7, 58-59]	肌内注射：给药前即刻用2.5ml注射用水溶解 配制方法：冻干粉必须完全溶解后方可抽入注射器 维生素 A、维生素 D 和维生素 B_2 对光敏感	
注射用多种维生素（12）（卫美佳）[8, 58-59]	同施尼维他	同施尼维他
小儿多种维生素注射液（13）（卫优佳）[9, 58-59]	配制环境：无菌条件 复溶稀释操作：日剂量直接加入到不少于100ml的葡萄糖注射液或氯化钠注射液中静脉滴注 A 瓶为 4ml，B 瓶 1ml 两瓶无菌注射液组成 维生素 A、维生素 D 和核黄素对光敏感	复溶液应澄清，原始密封应完好，否则应弃用 未经稀释不能直接静脉注射，否则可能发生头晕，视物模糊和可能的组织刺激 不能直接加入静脉脂肪乳中 不能与中度碱性，碱性药物配伍：如乙酰唑胺钠、氨茶碱、氨苄西林钠、盐酸四环素、氢氯噻嗪钠 其他风险管控措施建议参考施尼维他

（二）肠外营养液稳定性（表 2-17）

表 2-17　肠外营养多种维生素
配制成品肠外营养液稳定性风险管理

药品	风险点描述	风险管控措施
注射用多种维生素（12）（施尼维他）[7-9, 58-59]	光照	含维生素的肠外营养液应避免阳光直射，不推荐在临床输注过程中使用避光输液袋体外实验表明 TNA 中维生素 B_6 在阳光直射 8 小时丢失约 86%；维生素 C 在 25℃无论是否避光均丢失 12%~14%，临床研究未显示明显差异。阳光直射 3 小时维生素 A 丢失约 50%，是否存在脂肪乳差异不明显
	空气	维生素 A、B_1、C 和 E 可能会随着溶液中氧浓度上升加速失活，配制后在规定时间内使用，减少空气暴露
	温度	肠外营养液中添加了维生素后在 2~8℃暗处储存 96 小时时，维生素 C 的实际起始浓度为其标示浓度的 66%，24 和 96 小时后仅为其标示浓度的 59% 和 42%。其他维生素各组分丢失不明显
	时间	肠外营养液中添加了维生素后，应在 24 小时内输注完毕；如 24 小时内不能完成输注，则维生素应在输注前再行添加；不含维生素与微量元素的肠外营养液在室温下可保存 30 小时，2~8℃下可保存 7 天
	pH	溶液 pH 值升高可能会加速某些维生素的降解；不能与如碳酸氢钠溶液等中度碱性药物配伍，也不能与碱性药物配伍，如乙酰唑胺钠、氨茶碱、氨苄西林钠、盐酸四环素和氨氯噻嗪钠
	包材	PVC 材质的输液容器、输液管等对维生素 A 有吸附；推荐使用乙烯 - 醋酸乙烯共聚物（EVA）材料

药品	风险点描述	风险管控措施
注射用多种维生素（12）（卫美佳）[7-9, 58-59]	同施尼维他	同施尼维他
小儿多种维生素注射液（13）（卫优佳）[7-9, 58-59]	同施尼维他	同施尼维他

（三）肠外营养液相容性（表2-18）

表2-18 肠外营养多种维生素

配制成品肠外营养液相容性风险管理

药品	风险点描述	风险管控措施
注射用多种维生素（12）（施尼维他）[7, 58-59]	溶媒	不同途径选用溶媒不同，见表2-3主药成分 不能将复合维生素制剂直接加入至静脉脂肪乳中
	硫酸氢盐	维生素 A 和维生素 B_1 可能和硫酸氢盐溶液反应，如亚硫酸氢钠、维生素 K 的亚硫酸氢盐
	钙	叶酸：混合溶液中的钙浓度如葡萄糖酸钙增加可以降低叶酸的稳定性 维生素 C：不推荐在肠外营养液中额外补充维生素 C 注射液。维生素 C 的化学性质不稳定，易降解为草酸，配制时维生素 C 不可与钙盐直接接触，以免生成草酸钙沉淀
	铜	金属离子特别是铜，催化维生素的氧化反应，建议去除铜或增加维生素 C 量

药品	风险点描述	风险管控措施
注射用多种维生素（12）（施尼维他）[7, 58-59]	其他药物	请勿添加未事先确认其相容性和在最终制剂中的稳定性的其他药物或成分 如果需要同时给予在 Y 型汇合处不相容的药物时，应通过分开的静脉管路给药
注射用多种维生素（12）（卫美佳）[8, 58-59]	同施尼维他	同施尼维他
小儿多种维生素注射液（13）（卫优佳）[9, 58-59]	同施尼维他	同施尼维他

（四）用药交代

本药为注射剂型，在院内使用时对于参与肠外营养液配制的护理人员，静脉药物配制中心的药剂师需要重点关注复合维生素在调剂环节中看似听似（LASA）药品的区分，在肠外营养液中的配制方法，稳定性，相容性等医院流通各环节的风险，其他使用环节注意事项请参考下一节使用环节风险管理，保障患者用药安全。

对于长期不能经口摄食需要进行家庭肠外营养支持，或是出院后进行院外肠外营养支持患者需要使用复合维生素制剂，要重点交代患者或其家属复合维生素的储存条件、使用后不良反应的辨别、禁忌证等情况。

六、使用环节风险管理（表2-19）

表2-19　肠外营养多种维生素使用环节风险管理

药品	风险点描述	风险管控措施
给药速度		
注射用多种维生素（12）(施尼维他)[7]	部分患者在复合维生素静脉给药过程中出现的过敏反应可能与给药速度相关	静脉滴注时，应减慢滴速。静脉注射时，必须缓慢注射（不少于10分钟）
注射用多种维生素（12）(卫美佳)[8]	同施尼维他	同施尼维他
小儿多种维生素注射液（13）(卫优佳)[9]	缺失信息	建议同施尼维他
保存时间		
注射用多种维生素（12）(施尼维他)[7, 58-59]	应考虑到某些维生素，特别是维生素A、B_2和B_6对紫外线（例如直接或间接日照）敏感。此外，维生素A、B_1、C和E可能会随着溶液中氧浓度上升速失活维生素在PVC袋装肠外全营养素混合液（TNA）中，在3~7℃下24小时丢失30%~40%，其降解与透过袋的氧含量相关	复溶后应尽量减少光暴露，任何未使用部分应丢弃，不得再使用
注射用多种维生素（12）(卫美佳)[8, 58-59]	同施尼维他	同施尼维他
小儿多种维生素注射液（13）(卫优佳)[9, 58-59]	部分维生素对光敏感，尤其是维生素A、维生素D和核黄素，因此本品应尽量减少光暴露	丢弃任何未使用部分；稀释后应立即给药，如不能立即给药应当进行避光冷藏，稀释液应当在24小时内使用

七、用药监测风险管理（表 2-20）

表 2-20　肠外营养多种维生素用药监测风险管理

药品	风险点描述	风险管控措施
一般监测		
注射用多种维生素（12）（施尼维他）[7]	应监测长期以胃肠外复合维生素作为维生素补充唯一来源患者的临床状态和体内的维生素水平 需要重点监测以下情形中维生素是否补足： 褥疮、创伤、烧伤、短肠综合征或囊胞性纤维症患者体内的维生素 A 水平 透析患者体内的维生素 B_1 水平 癌症患者体内维生素 B_2 水平 肾功能损害患者体内的维生素 B_6 水平 由于与其他药物的相互作用而可能对个别维生素需求增加的患者	建议监测，并通过针对性地补充来改善特定维生素的缺乏
注射用多种维生素（12）（卫美佳）[8]	同施尼维他	同施尼维他
小儿多种维生素注射液（13）（卫优佳）[9]	信息缺失	建议同施尼维他

药品	风险点描述	风险管控措施
药物相互作用相关监测		
注射用多种维生素（12）（施尼维他）[7]	1.与 α_1-酸性糖蛋白（AAG）结合的药物：对于同时接受普萘洛尔、哌唑嗪等其他 AAG 结合药物的患者，可能导致这些药物的作用增强 2.对于接受多种维生素补充源的患者应考虑以下相互作用： 胺碘酮：与维生素 B_6 合用可以增强胺碘酮诱发的光敏性 抗凝剂（如阿昔单抗、氯吡格雷、肝素、华法林）：与高剂量维生素 A 合用增加出血风险 卡马西平：与大剂量烟酰胺合用可抑制卡马西平代谢 依赖活性氧自由基效的化疗药物：高剂量维生素 E 的抗氧化作用可能会抑制化疗药物活性 胰岛素、降糖药：大剂量烟酰胺可导致胰岛素敏感性下降 铁剂：高剂量维生素 E 可降低缺铁性贫血患者的血液系统对铁剂的反应 口服避孕药（混合激素类）：高剂量维生素 C 可导致突破性出血和避孕失败 苯巴比妥：大剂量吡哆醇可加快其代谢，降低血清浓度，减弱药效 苯妥英、磷苯妥英：大剂量吡哆醇可降低其血清浓度 扑米酮：大剂量烟酰胺可使苯巴比妥代谢减慢，使扑米酮浓度升高	应尽量避免这些药物的合用，必须合用时，应密切监测上述相互作用

药品	风险点描述	风险管控措施
注射用多种维生素（12）（卫美佳）[8]	同施尼维他药物相互作用相关监测 2	同施尼维他
小儿多种维生素注射液（13）（卫优佳）[9]	本品含有的维生素 K 可能降低华法林的抗凝效果	接受华法林抗凝治疗的患者使用本品时应当监测患者血液中凝血酶原 INR 水平以决定是否需要调整华法林的剂量；其他管控措施建议同施尼维他
肝功能监测		
注射用多种维生素（12）（施尼维他）[7]	在接受本品治疗的患者中有肝酶升高的报道，包括炎性肠病患者出现单独的丙氨酸氨基转移酶（ALT）升高	建议对接受本品治疗的患者进行肝功能指标监测。特别是对出现肝性黄疸或其他胆汁淤积征象的患者建议予以密切监测
注射用多种维生素（12）（卫美佳）[8]	同施尼维他	同施尼维他
小儿多种维生素注射液（13）（卫优佳）[9]	本品尚无对肝功能损伤患儿使用的研究	对肝病患儿注意其维生素 A 的监测；其他管控措施建议同施尼维他

药品	风险点描述	风险管控措施
肾功能监测		
注射用多种维生素（12）（施尼维他）[7]	肾功能损害患者可能需要根据肾功能的损害程度和患者的伴随医疗状况接受个体化的维生素补充方案严重的肾功能损害患者，应特别注意补充足够的维生素 D，同时应预防出现维生素 A 中毒，此类患者即使只补充小剂量维生素 A 或者甚至在不补充的情况下，也可能出现维生素 A 中毒	根据肾功能进行监测
注射用多种维生素（12）（卫美佳）[8]	肾功能损害可能需要根据肾功能的损害程度和患者的伴随医疗状况接受个体化的维生素补充方案。严重的肾功能损害患者，应特别注意补充足够的维生素 D，同时应预防出现维生素 A 中毒，此类患者即使只补充小剂量维生素 A 或者已有报道长期血液透析患者每周三静脉使用含 4mg 吡哆醇的复合维生素制剂可引起吡哆醇（维生素 B_6）过多症和中毒（周围神经病变、不自主运动）	同施尼维他
小儿多种维生素注射液（13）（卫优佳）[9]	本品尚无对肾功能损伤患儿使用的研究	对肾功能损伤的患儿注意其肾功能、钙、磷和维生素 A 的监测

药品	风险点描述	风险管控措施
中毒监测		
注射用多种维生素（12）（施尼维他）[7]	患者，特别是长期用药患者，可能出现维生素中毒情况	应监测患者临床状况和血液中维生素浓度，以避免用药过量及发生中毒，特别是维生素 A、D和 E，同时应特别监测通过其他途径补充维生素或使用能使维生素中毒风险增加的药物的患者。对长期补充维生素的患者而言，监测显得尤为重要
注射用多种维生素（12）（卫美佳）[8]	同施尼维他	同施尼维他
小儿多种维生素注射液（13）（卫优佳）[9]	可能含有毒性的铝，长期接受肠外营养的肾功能损伤患儿体内铝可能达到毒性水平，尤其要关注早产儿的风险，因其肾脏尚未发育成熟 早产儿需要补充的大量钙和磷酸盐溶液中含有铝。有研究表明，肾功能受损患儿包括早产儿通过肠外营养接受的铝超过 4~5μg/（kg/d）时，体内铝蓄积与中枢神经系统和骨髓毒性有关，组织中铝的蓄积也可能发生在更低铝摄入的情况	长期肠外给药患儿应定期监测体内铝水平。其他管控措施建议同施尼维他

续表

药品	风险点描述	风险管控措施
其他监测		
注射用多种维生素（12）（施尼维他）	/	/
注射用多种维生素（12）（卫美佳）	/	/
小儿多种维生素注射液（13）（卫优佳）[9]	维生素 A 可以被 PVC 吸附（如输液管）	按照推荐剂量给予本品可能会导致患儿维生素 A 剂量不足，定期监测维生素 A 的水平，可能需要额外补充维生素 A，尤其是针对低出生体重儿

八、药品信息风险管理（表 2-21）

表 2-21　肠外营养多种维生素药品信息风险管理

药品	风险点描述	风险管控措施
谷丙转氨酶水平（ALT）		
注射用多种维生素（12）（施尼维他）[7]	可引起升高	参考"（十）注意事项"
注射用多种维生素（12）（卫美佳）[8]	可引起升高	同施尼维他

药品	风险点描述	风险管控措施
小儿多种维生素注射液（13）（卫优佳）[9]	信息缺失，提供信息不全	建议同施尼维他
心动过速		
注射用多种维生素（12）（施尼维他）[7]	可能发生心动过速	参考"（五）不良反应"
注射用多种维生素（12）（卫美佳）[8]	同施尼维他	同施尼维他
小儿多种维生素注射液（13）（卫优佳）[9]	信息缺失，提供信息不全	建议同施尼维他
肝功能损害者		
注射用多种维生素（12）（施尼维他）[7]	有肝酶升高的报道	参考"（十）注意事项"
注射用多种维生素（12）（卫美佳）[8]	同施尼维他	同施尼维他
小儿多种维生素注射液（13）（卫优佳）[9]	本品尚无对肝功能损伤患儿使用的研究，提供信息不足	建议同施尼维他
肾功能损害者		
注射用多种维生素（12）（施尼维他）[7]	肾功能损害患者可能需要根据肾功能的损害程度和患者的伴随医疗状况接受个体化的维生素补充方案	参考"（十）注意事项"
注射用多种维生素（12）（卫美佳）[8]	同施尼维他	同施尼维他
小儿多种维生素注射液（13）（卫优佳）[9]	本品尚无对肾功能损伤患儿使用的研究，提供信息不足	建议同施尼维他

药品	风险点描述	风险管控措施
婴幼儿		
注射用多种维生素（12）（施尼维他）[7]	说明书相关信息不全	相关信息不全，建议权衡利弊使用
注射用多种维生素（12）（卫美佳）[8]	新生儿、婴儿、11岁以下儿童禁用	建议禁用
小儿多种维生素注射液（13）（卫优佳）[9]	含有微量铝，可能对早产儿有毒性，在给予早产儿本品时应定期检测铝的水平。对接受本品的婴幼儿给予额外剂量的维生素E可能会导致维生素E血药浓度升高和潜在的维生素E毒性	定期监测早产儿体内铝水平，避免额外给予维生素E
老年人		
注射用多种维生素（12）（施尼维他）[7]	无相关资料，提供信息不全 通常考虑到老年患者肝、肾及心脏功能减退更为常见，且更常患有伴随疾病或其他药物治疗，因此应考虑调整剂量［减少剂量和（或）延长给药间隔］	加强关注，必要时调整剂量
注射用多种维生素（12）（卫美佳）[8]	未进行该项试验且无可靠参考文献。其余同施尼维他	同施尼维他
小儿多种维生素注射液（13）（卫优佳）[9]	儿童用药，不适用于老年患者	不适用于老年患者

药品	风险点描述	风险管控措施
药代动力学		
注射用多种维生素（12）（施尼维他）[7]	无相关资料，提供信息不全	关注个体差异等潜在风险
注射用多种维生素（12）（卫美佳）[8]	未进行该项试验且无可靠参考文献，提供信息不全	同施尼维他
小儿多种维生素注射液（13）（卫优佳）[9]	信息缺失，提供信息不全	同施尼维他
输注时间		
注射用多种维生素（12）（施尼维他）[7]	参考"六、使用环节风险管理"	参考"六、使用环节风险管理"
注射用多种维生素（12）（卫美佳）[8]	同施尼维他	同施尼维他
小儿多种维生素注射液（13）（卫优佳）[9]	信息缺失，提供信息不全	建议同施尼维他

3

第三章

风险汇总

表 3-1 肠外营养多种维生素风险点汇总

通用名	商品名/商标名	风险点											
		采购环节	贮存环节	配制环节	使用环节	不良反应监测	药物相互作用	药物过量监测	特殊人群给药				
									肝功能损害	肾功能损害	老年人	儿童	妊娠及哺乳期妇女
注射用12种复合维生素	施尼维他	○	○	○	○	○	○	○	○	○	□	□	□
注射用12种复合维生素	卫美佳	○	○	○	○	○	○	○	□	○	□	○	□
小儿多种维生素注射液（13）	卫优佳	○	○	○	▲	○	○	○	▲	▲	/	○	□

注: ○已知风险; □潜在风险; ▲缺失信息; /不适用

参考文献

[1] 中华医学会肠外肠内营养学分会，北京医学会肠外肠内营养学分会. 维生素制剂临床应用专家共识［J］. 中华外科杂志，2015, 53（7）: 481-487.

[2] 汤光，李大魁. 现代临床药物学［M］. 北京：化学工业出版社，2003, 966.

[3] American medical association department of foods and nutrition. Multivitamin preparations for parenteral use astatement by the nutrition advisory group［J］. JPEN J Parenter Enteral Nutr，1979, 3（4）: 258-262.

[4] Kochevar M，Guenter P，Holcombe B，et al. ASPEN statement on parenteral nutrition standardization［J］. JPEN JParenter Enteral Nutr，2007, 31（5）: 441-448.

[5] Osland EJ，Ali A，Nguyen T，et al. Australasian societyfor parenteral and enteral nutrition（AuSPEN）adult vitamin guidelines for parenteral nutrition［J］. Asia Pac J ClinNutr，2016, 25（3）: 636-650.

[6] 中华医学会. 临床诊疗指南：肠外肠内营养学分册［M］. 北京：人民卫生出版社，2008.

[7] 注射用多种维生素（12）说明书. 百特医疗用品贸易（上海）有限公司.（2019年11月08日）.

[8] 注射用多种维生素（12）说明书. 山西普德药业有限公司.（2019年08月01日）.

[9] 小儿多种维生素注射液（13）说明书. 内蒙古白医制药有限公司.（2018 年 04 月 27 日）.

[10] Aptivus（tipranavir）[prescribing information]. Ridgefield, CT：Boehr inger Ingelheim Pharmaceuticals, Inc.；June 2020.

[11] Lake KD, Aaronson KD, Gorman LE, et al. Effect of Oral Vitamin E and C Therapy on Calcineurin Inhibitor Levels in Heart Transplant Recipients [J]. J Heart Lung Transplant, 2005, 24（8）: 990–994.

[12] Blackhall ML, Fassett RG, Sharman JE, et al. Effects of Antioxidant Supplementation on Blood Cyclosporine A and Glomerular Filtration Rate in Renal Transplant Recipients [J]. Nephrol Dial Transplant, 2005, 20（9）: 1970–1975.

[13] De Vries AP, Oterdoom LH, Gans RO, et al. Supplementation With Anti–oxidants Vitamin C and E Decreases Cyclosporine A Trough–Levels in Renal Transplant Recipients [J]. Nephrol Dial Transplant, 2006, 21（1）: 231–232.

[14] 阿托伐他汀钙说明书. 辉瑞制药有限公司.（2020 年 05 月 26 日）.

[15] 氟伐他汀缓释片说明书. 北京诺华制药有限公司.（2016 年 07 月 06 日）.

[16] 辛伐他汀片说明书. 默沙东制药有限公司.（2010 年 11 月 30 日）.

[17] 维生素 C 注射液说明书. 上海锦帝九州药业（安阳）有限公司（2015 年 9 月 17 日）.

[18] Xofluza（baloxavir marboxil）[prescribing information].

South San Francisco, CA: Genentech USA Inc.; October 2018.

[19] Webb DI, Chodos RB, Mahar CQ, et al. Mechanism of Vitamin B12 Malabsorption in Patients Receiving Colchicine [J]. N Engl J Med, 1968, 279 (16): 845–850.

[20] Trisenox (arsenic trioxide)[prescribing information]. Parsippany, NJ: Teva Pharmaceuticals USA, Inc.; October 2020.

[21] Nascobol (cyanocobalamin nasal)[prescribing information]. Schwarz Pharma Mequon, WI; August 2003.

[22] Hydro–Cobex (hydroxocobalamin)[prescribing information]. Major Pharmaceuticals Inc, Rosemont, IL; December 2010.

[23] Catley L, Anderson KC. Velcade and vitamin C: too much of a good thing?[J]. Clin Cancer Res, 2006, 12 (1): 3–4.

[24] Zou W, Yue P, Lin N, et al. Vitamin C inactivates the proteasome inhibitor PS–341 in human cancer cells [J]. Clin Cancer Res, 2006, 12 (1): 273–280.

[25] Bannerman B, Xi L, Jones M, et al. Preclinical evaluation of the antitumor activity of bortezomib in combination with vitamin C or with epigallocatechin gallate, a component of green tea [J]. Cancer Chemother Pharmacol, 2011, 68 (5): 1145–1154.

[26] Anti–HIV agents. High–dose vitamin C may affect indinavir users [J]. TreatmentUpdate, 2003, 15 (6): 5–6.

[27] Slain D, Amsden JR, Khakoo RA, et al. Effect of high–

dose vitamin C on the steady-state pharmacokinetics of the protease inhibitor indinavir in healthy volunteers [J]. Pharmocotherapy, 2012, 25(2).

[28] Mendelson J, Jones RT, Upton R, et al. Methamphetamine and ethanol interactions in humans [J]. Clin Pharmacol Ther, 1995: 559-568.

[29] Jiao X, Velez S, Ringstad J, et al. Myocardial infarction associated with Adderall XR and alcohol use in a young man [J]. J Am Board Fam Med, 2009, 22(2): 197-201.

[30] Dexedrine (dextroamphetamine) [prescribing information]. SmithKline Beecham, Philadelphia, PA; July 1999.

[31] Soriatane (acitretin) [prescribing information]. Research Triangle Park, NC: Stiefel Laboratories Inc; May 2014.

[32] Accutane (isotretinoin) [prescribing information]. Nutley, NJ: Roche Laboratories Inc; January 2010.

[33] Tretinoin [prescribing information]. Spring Valley, NY: Par Pharmaceutical Companies Inc; December 2011.

[34] Toctino (alitretinoin) [prescribing information]. Mississauga, Ontario, Canada: GlaxoSmithKline Inc; January 2013.

[35] Targretin (bexarotene) [prescribing information]. Bridgewater, NJ: Valeant Pharmaceuticals North America LLC; July 2013.

[36] Dicynone (etamsylate) [prescribing information]. Meyrin, Switzerland: OM Pharma SA; October 2014.

[37] 维生素 B_1 注射液说明书. 天津金耀药业有限公司.

（2012 年 10 月 01 日）.

［38］维生素 E 注射液说明书. 上海通用药业股份有限公司.
（2015 年 06 月 08 日）.

［39］维生素 D_3 注射液说明书. 上海通用药业股份有限公司
（2015 年 07 月 31 日）.

［40］维生素 K_1 注射液. 上海上药第一生化药业有限公司
（2015 年 06 月 18 日）.

［41］维生素 C 注射液说明书. 天津金耀药业有限公司（2014
年 11 月 17 日）.

［42］维生素 B_2 注射液说明书. 天津金耀药业有限公司（2015
年 09 月 30 日）.

［43］烟酸注射液说明书. 华润双鹤药业股份有限公司（2016
年 05 月 09 日）.

［44］维生素 B_6 注射液. 哈药集团三精制药有限公司（2016
年 09 月 25 日）.

［45］维生素 B_{12} 注射液说明书. 天津金耀药业有限公司
（2010 年 10 月 01 日）.

［46］Lee W, Kim Y, Chang S, et al. The influence of vitamin
C on the urine dipstick tests in the clinical specimens：a
multicenter study［J］. Journal of Clinical Laboratory
Analysis, 2016.

［47］Unić, Gabaj A N, Miler N, et al. Ascorbic acid—A black hole
of urine chemistry screening［J］. J Clin Lab Anal, 2018,
32（5）：e22390.

［48］M J Alcaide, R Gomez-Rioja, P Louzao, et al. Vitamin K
interference in the measurement of plasma ammonia［J］. J

Clin Pathol, 2016, 69（5）: 458-459.

［49］Ostrowska M, Bartoszewicz Z, Bednarczuk T, et al. The effect of biotin interference on the results of blood hormone assays ［J］. 2019, 70（1）: 102-121.

［50］Susceptibility of Cardiac Troponin Assays to Biotin Interference ［J］. American Journal of Clinical Pathology, 2019.

［51］Vroemen WHM, van Doorn WPTM, Kimenai DM, et al. Biotin interference in high-sensitivity cardiac troponin T testing: a real-world evaluation in acute cardiac care ［J］. Cardiovasc Res, 2019, 115（14）: 1950-1951.

［52］Gifford JL, de Koning L, Sadrzadeh SMH.Strategies for mitigating risk posed by biotin interference on clinical immunoassays ［J］. Clin Biochem, 2019, 65: 61-63.

［53］Li D, Radulescu A, Shrestha RT, et al. Association of Biotin Ingestion With Performance of Hormone and Nonhormone Assays in Healthy Adults ［J］. JAMA, 2017, 318（12）: 1150-1160.

［54］NIASPAN（R）extended-release oral tablets, niacin extended-release oral tablets ［prescribing information］. Kos Pharmaceuticals, Inc, Cranbury, NJ; January 2005.

［55］BONJESTA（R）oral extended-release tablets, doxylamine succinate pyridoxine HCl oral extended-release tablets ［prescribing information］. Duchesnay USA, Inc（per manufacturer）, Bryn Mawr, PA; June 2018.

［56］Aquasol A（vitamin A）［prescribing information］. Hospira

Inc, Lake Forest, IL; July 2014.

［57］维生素 A 注射液说明书. 北京双鹤药业股份有限公司.

［58］赵彬，老东辉，商永光，等. 规范肠外营养液配制［J］. 中华临床营养杂志，2018, 26（3）: 72-84.

［59］梅丹，于健春. 临床药物治疗学营养支持治疗［M］. 北京：人民卫生出版社，2017.

［60］注射用雷替曲塞说明书. 南京正大天晴制药有限公司.

［61］SCHWARTZBERG L S, NAVARI R M. Safety of Polysorbate 80 in the Oncology Setting［J］. Adv Ther, 2018, 35（6）: 754-767.

［62］Varma RK, Kaushal R, Junnarkar AY, et al. Polysorbate 80: a pharmacological study［J］. Arzneimittelforschung, 1985; 35（5）: 804-808.

［63］Meiyu Zhang. Advance of polysorbate 80 for injection accessories［J］. China Journal of Chinese Materia Medica, 2011, 36（14）: 1910-1915.

第二部分

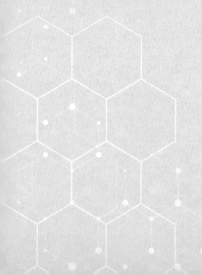

第四章
营养药品介绍

肠外营养是经静脉途径供应患者所需要的营养要素，包括热量（碳水化合物、脂肪乳剂）、必需和非必需氨基酸、维生素、电解质及微量元素和水。肠外营养能够提供人体所需的营养代谢底物、减少体重丢失、维护器官功能、促进创伤愈合，以及维持婴幼儿生长发育的所需营养。目前，市场上肠外营养制剂种类繁多，在临床使用时需了解肠外营养制剂自身特性及可能引发的风险。

一、营养药品概况

肠外营养分为完全肠外营养和部分肠外营养。完全肠外营养是指仅经静脉输注营养液来供应患者所需要的全部营养物质，包括碳水化合物、脂肪乳、氨基酸、维生素、电解质、微量元素和水。部分肠外营养是根据患者经肠营养不足的具体需要，经周围静脉补充水解蛋白、氨基酸、葡萄糖及电解质，需要时还可经另一周围静脉补充脂肪乳剂及维生素。

（一）肠外营养三大营养物质功能介绍

人体在生命活动过程中都需要消耗能量，这些能量来源于糖、脂肪和蛋白质三者之间的互相转化。糖类的主要生理功能是供给机体生命活动所需要的能量，脂肪在体内的主要功能是储存和供给能量，蛋白质的基本组成单位是氨基酸，主要用于重新合成蛋白质，实现组织的自我更新。

1. 葡萄糖注射液 糖类又称碳水化合物，碳水化合物在体内大多转化为葡萄糖，其分子式为 $C_6H_{12}O_6$（图 4-1），是自然界分布最广且最为重要的一种单糖。葡萄糖是一种多羟基醛，能够迅速被消化吸收，并提供能量来源，因此其是肠外营养中最重要的能量供给物质。静脉注

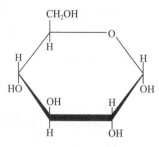

图 4-1 葡萄糖结构式

射葡萄糖直接进入血液循环，氧化生成二氧化碳和水，同时产生能量，1g 无水葡萄糖大约产生 4kcal 能量，葡萄糖也可转化成糖原和脂肪贮存。

2. 脂肪乳注射液 脂肪是指由 1 分子甘油和 3 分子脂肪酸结合而成的甘油三酯（图 4-2）。甘油三酯是人体内含量最多的脂类，脂肪分解为脂肪酸及甘油并释放入血，进一步氧化。在氧供充足的条

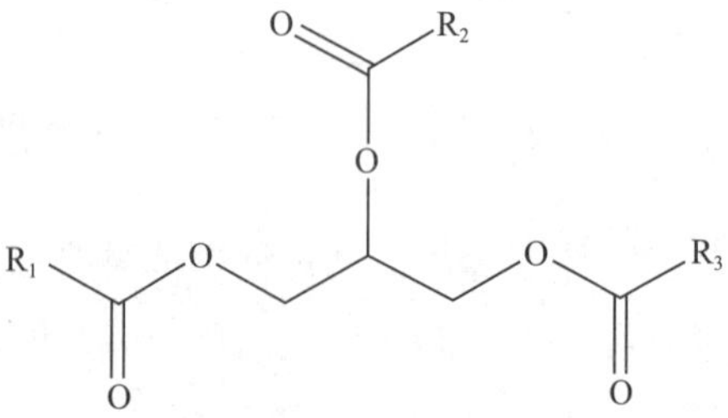

图 4-2 甘油三酯结构通式

件下，脂肪酸可分解为乙酰辅酶 A，彻底氧化成二氧化碳和水并释放出大量能量。脂肪乳注射液是在乳化剂的作用下将大豆油或其他油均匀地分散于水相中所制成的一种水包油（O/W）的灭菌乳状液，是肠外营养的重要能量来源，1g 甘油三酯大约可产生 9kcal 能量，补充脂肪乳的目的除提供能量外，还包括补充必需脂肪酸。

长链脂肪乳注射液 组成脂肪的脂肪酸种类和碳链长短不同，根据其碳链长短，碳原子数大于 12 的为长链脂肪酸，主要来源于大豆油和红花油。长链脂肪乳注射液富含亚油酸和亚麻酸等必需脂肪酸。长链脂肪进入线粒体氧化需要肉毒碱做为载体，所以其清除速度、水解速度和供能速度均较慢。

中 / 长链脂肪乳注射液 指的是中链脂肪和长链脂肪 1∶1 物理混合的脂肪乳注射液。中链脂肪指的是 8~12 个碳原子的脂肪，主要来源于椰子油。中链脂肪进入线粒体氧化无需载体，可较快地提供能量。但是因为必需脂肪酸都是长链的，补充脂肪乳的目的在于供能和补充必需脂肪酸，因此没有单独的中链脂肪乳制剂。中 / 长链脂肪乳注射液供能较快又可以提供必需脂肪酸，是目前临床最为常用的脂肪乳制剂。

结构脂肪乳注射液 指的是中链脂肪和长链脂肪 1∶1 化学混合的脂肪乳注射液，将长链脂肪酸和中链脂肪酸通过酯化放置在同一个甘油分子上。在为危重症患者提供营养支持时，结构脂肪乳对血脂及肝功能各项指标的影响较小，但尚需更多的研究数据。

鱼油脂肪乳注射液　鱼油属于 ω-3 多不饱和脂肪酸，主要成分是二十碳五烯酸（EPA）和二十二碳六烯酸（DHA），在保护组织微循环及机体免疫功能、对抗肿瘤、抗凝、抗炎等方面具有一定作用。需要注意的是，鱼油脂肪乳因缺少 ω-6 系的必需脂肪酸，不能作为肠外营养中唯一的脂肪来源。

橄榄油脂肪乳　橄榄油脂肪乳由 80% 的橄榄油和 20% 的大豆油构成，其脂肪酸的构成为 73% 单不饱和脂肪酸、11% 多不饱和脂肪酸和 16% 的饱和脂肪酸，更接近英国营养基金会的推荐标准。橄榄油脂肪乳的特点是高单不饱和脂肪酸（主要为 ω-9 脂肪酸）、低饱和脂肪酸、富含天然抗氧化剂维生素 E 等，具有明显的降低脂质过氧化作用。此外，ω-9 脂肪酸为免疫中性脂肪酸，对机体免疫的干扰较小。

多种油脂肪乳　主要成分包括精制大豆油、中链脂肪、精制橄榄油、纯化鱼油。大豆油含有必需脂肪酸，包括 ω-6 脂肪酸（亚油酸）和 ω-3 脂肪酸（亚麻酸）等。中链脂肪酸能够被快速氧化，可以直接向人体提供能量。橄榄油主要以单不饱和脂肪酸的形式提供能量，鱼油中的 DHA 是细胞膜结构的重要组成成分，EPA 则是二十烷类酸（如前列腺素、血栓烷、白三烯类化合物）合成的前体物质。

3. 氨基酸注射液　蛋白质是构成生物体的重要组成成分，氨基酸（图 4-3）是含有氨基和羧基的一类有机化合物的统称，是组成蛋白质的基本单位。氨基酸注射液是肠外营养的氮源物质，输注氨基酸的目的不仅是为机体合成蛋白质提供所需的底物，还是为便于合成

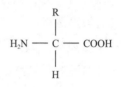

图 4-3　氨基酸结构式

一些重要的生物和生理化合物的前体，肠外营养中必须含有氨基酸注射液。

平衡型氨基酸注射液　目前临床上常用的氨基酸制剂是平衡型氨基酸溶液，该类氨基酸注射液含有人体合成蛋白质所需的必需和非必需氨基酸，适用于没有肝肾功能障碍的普通患者，维持正氮平衡。

肝病适用型氨基酸注射液　根据肝病患者的氨基酸代谢特点，通过提高支链氨基酸/芳香族氨基酸比值纠正患者血浆氨基酸谱的失调。

肾病适用型氨基酸注射液　通常含有 8 种必需氨基酸和组氨酸，纠正肾病患者体内必需氨基酸的不足，使潴留于体内的尿素氮转化为非必需氨基酸，从而改善肾功能。

创伤适用型氨基酸注射液　高支链氨基酸含量的氨基酸注射液为机体提供合成蛋白质所需的足够氮源，减少肌肉蛋白分解，促进脏器的蛋白合成，纠正

创伤后的负氮平衡。

小儿适用型氨基酸注射液　根据儿童氨基酸代谢特点进行配方，除含有成人必需的 8 种氨基酸外，还含有较高浓度的儿童必需氨基酸，即组氨酸、酪氨酸和半胱氨酸，减少了儿童体内代谢缓慢的苯丙氨酸、甲硫氨酸和甘氨酸，防止血氨过高，并适当增加人乳中含量丰富的谷氨酸、门冬氨酸和牛磺酸含量。牛磺酸虽不是蛋白质的组成成分，但具有保护细胞膜、促进脑发育、维持视网膜正常功能和防止胆汁淤积及增强心肌细胞功能等重要作用。

免疫调节型氨基酸注射液　主要为丙氨酰谷氨酰胺注射液，谷氨酰胺是人体中含量最多的一种氨基酸，也是一种条件必需氨基酸，其主要功能是调节机体免疫，对维持肠黏膜屏障等也有一定作用。

（二）肠外营养微营养素功能介绍

肠外营养应包含人体所需的全部营养素，除三大营养物质外，还应包括微量元素、维生素、电解质等微营养素，其在构成人体基础生理功能中发挥了同样重要作用。其中，矿物质（电解质和微量元素）参与机体生长代谢的调控和维持，维生素（水溶维生素和脂溶维生素）都有其各自特定的生理功能。因此，任何营养方案都应提供适量微营养素以避免摄入不足。

1. 维生素 维生素按照其溶解性可分为脂溶性和水溶性两大类。维生素是参与机体多种营养物质代谢、促进生长发育、维持人体生理功能等过程所必需的一类小分子有机化合物，系肠外营养不可缺少的组成部分之一，补充不足或过量都是不合理。

2. 电解质 电解质维持体液渗透压和水平衡，维持体液的酸碱平衡，维持神经、肌肉的应激性，维持细胞正常的物质代谢。电解质广泛分布在细胞内外，对正常生命活动的维持起着非常重要的作用。肠外营养中补充的电解质主要包括：钠、钾、钙、镁、磷等。

3. 微量元素 指人体内含量介于体重 0.005%~0.01% 的元素，其中必需微量元素是生物体不可缺少的元素，如铁、铜、锌、钴、铬、锰、硒等，以上诸元素在体内不能产生与合成。微量元素在人体内含量虽然极微小，但具有强大的生物学作用，它们参与酶、激素、维生素和核酸的代谢过程，摄入过量、不足或不平衡都会引起人体生理指标异常甚至发生疾病，因此，肠外营养尤其是全肠外营养治疗应注意微量元素的补充。

（三）工业化多腔袋肠外营养制剂简介

调配肠外营养需要一定的配置工作环境和复杂的配置操作，有调配差错和引入污染物的风险。工业化预混多腔袋是将不同成分分置于不同的腔室中，使用前只需按照说明书挤压开密封条即可。对于需要肠外营养支持且肝肾功能和脂肪代谢均正常的成人患者，推荐优先采用多腔袋。

1. **三腔袋** 即氨基酸、脂肪乳、葡萄糖三腔，除主要供能物质外，工业化三腔袋肠外营养中还包含钠、钾、钙、镁、磷等电解质，能够较好地体现"全合一"输注肠外营养理念。其包装设有加药口，可根据需要额外添加所需营养素，包括维生素、微量元素等。目前三腔袋已经在临床中得到普遍应用，市场需求量较高，不同配方的三腔袋产品也满足了不同类型和不同能量需求患者的营养治疗。

2. **双腔袋** 即分别含有多种氨基酸电解质溶液和葡萄糖电解质溶液，隔成两个相对独立腔室的软袋，使用时可以通过挤压充分混合，是为机体提供蛋白质及碳水化合物的肠外营养液。

二、营养药品风险因素

肠外营养制剂成分复杂，七大营养素包含几十种化学物质，若配伍不当可能导致药物间配伍禁忌。脂肪乳制剂为热力学不稳定体系，是主要的制剂风险因素，易受温度、pH、电解质、金属离子等影响而导致物理性状改变，如破乳。而氨基酸注射液、维生素与微量元素制剂为多组分化学混合物，存在制剂方面和配伍方面的风险因素，可导致物理性状及化学性质的改变，从而进一步影响肠外营养临床使用过程中的安全性及有效性。因此，对影响肠外营养制剂稳定性和安全性的风险因素应加以重视与防范。

（一）制剂因素

1. 氨基酸 氨基酸注射液的外观性状为无色至微黄色的澄明液体，pH 5~6。通常认为氨基酸在肠外营养中自身稳定[1]，但其也易受高温、光照、氧气、金属离子等多因素影响，导致溶液颜色加深[2]。目前我国大部分氨基酸注射液采用亚硫酸氢钠或焦亚硫酸钠作为化学抗氧剂，因此可能会诱发过敏反应（尤其哮喘患者），表现为皮疹、瘙痒、胸闷、呼吸困难等，严重者可发生过敏性休克[3]。

2019 年，中华医学会肠外肠内营养学分会、中国抗癌协会肿瘤营养专业委员会发布《复方氨基酸注射液临床应用专家共识》[4]，共识指出：长期使用肠外营养、重要脏器功能障碍、危重症、儿童、老年人、有高危过敏史的患者优先推荐不含亚硫酸盐或亚硫酸盐含量更低的复方氨基酸注射液。

2.脂肪乳　脂肪乳注射液属于热力学不稳定的非均相分散体系，是在乳化剂的作用下将大豆油或其他油均匀的分散于水相中所制成的一种水包油型乳状液，容易发生乳析、分层、转相、合并与破裂等变化。稳定的脂肪乳注射液 pH 值介于 6~9，pH 值低于5.0 时，脂肪乳不稳定[5]。除溶液 pH，脂肪乳的稳定性还受氨基酸浓度、葡萄糖浓度、电解质浓度和氧气等其他因素影响。

3.维生素　加入维生素的肠外营养液应于 24 小时内输注，如配置当日不输注，则应在输注前添加维生素注射液[6]。

维生素 A　阳光直射 3 小时维生素 A 丢失约50%，与是否存在脂肪乳差异不明显[7]。有报道称[8]，PVC 材质的输液袋对维生素 A 产生吸附而导致有效成分降低。

维生素 B　肠外营养中的维生素 B_1 在阳光直射 8小时后丢失约 26%[9]，此外，维生素 B_1 可被氨基酸注射液中的稳定剂亚硫酸氢钠分解。维生素 B_1、B_2、

B_6 和烟酰胺在肠外营养中 48 小时稳定，且未受到电解质与微量元素的影响[10]。

维生素 C　阳光直射 24 小时后，肠外营养中的维生素 C 丢失 43%~51%，维生素 C 在 4 ℃储存 72 小时稳定，但在 25 ℃无论是否避光均丢失 12%~14%[11]。

维生素 E　肠外营养中的维生素 E 常温下 24 小时稳定。

（二）配伍因素

药物的配伍禁忌是指两种及以上药物混合时发生的物理或化学反应。这些反应有的会产生浑浊，沉淀，生成气体及变色等可见变化；但有的没有外观改变，但有效成分被破坏失效。因此，药物间配伍问题是肠外营养临床使用过程中重要的风险因素，应引起足够重视。

1. 结晶或沉淀　磷酸钙沉淀　磷酸盐与钙容易形成磷酸钙沉淀。磷酸钙沉淀与两者制剂品种的选择有关，推荐优先选择甘油磷酸钠和葡萄糖酸钙作为磷和钙的来源[12]。除此之外，添加的钙磷浓度、肠外营养混合液中氨基酸的浓度、钙磷混合顺序、温度等因素均与生成磷酸钙沉淀相关。

磷酸氢钙结晶　pH 值影响磷酸根的存在形式，

pH 值低，HPO_4^{2-} 向 $H_2PO_4^-$ 转移，$Ca(H_2PO_4)_2$ 的可溶性大于 $CaHPO_4$ 近 60 倍，因此，降低溶液 pH 值有助于磷酸钙沉淀的溶解[13]。

磷酸镁沉淀 混合液中的镁离子与磷酸根结合生成白色絮状物。葡萄糖酸钙与硫酸镁配伍可产生微溶于水的硫酸钙，从而导致溶液浑浊，因此不可使用同一注射液器或放入同一溶媒中稀释。

草酸钙结晶 维生素 C 的化学性质不稳定，易降解为草酸并与钙离子形成草酸钙沉淀，配置时维生素 C 不可与钙盐直接接触。

碳酸钙沉淀 使用碳酸氢盐时，需警惕碳酸钙沉淀的生成。

2. 变色 2015 年加拿大卫生部发布信息警示了 10% 氨基酸注射液（普利美）与微量元素配伍后变色问题，可能由于复方氨基酸中的半胱氨酸在灭菌时发生降解而形成硫化氢，与微量元素中的铜离子发生化学反应产生硫化铜蓝色沉淀所致。近年来，有研究发现，多种微量元素（Ⅱ）10ml 加入不含有半胱氨酸的复方氨基酸注射液（3AA）后也出现淡绿色[14]，可能由于多种微量元素注射液中含有的铬、铜、猛和钼等金属离子本身具有氧化性，与色氨酸、苯丙氨酸和异亮氨酸配伍后发生颜色改变[15]。因此，多种微量元素注射液中金属离子的化学特性是药物间配伍禁忌的物质基础[16]。

因此，针对易导致临床风险的复方制剂，在混合调配过程中不仅要严格遵照说明书选择配伍溶媒或配伍药物，还要注意加药顺序及操作规程（参照第五章）。

3.脂肪乳稳定性 脂肪乳剂属热力学不稳定的非均相分散体系，易出现分层、转相、合并和破乳等变化。稳定的脂肪乳注射液 pH 值介于 6~9，而葡萄糖注射液 pH 3.2~6.5，酸性条件下脂肪乳不稳定。因此，脂肪乳注射液与葡萄糖注射液不宜直接混合。

影响脂肪乳稳定性的还有阳离子浓度，脂肪乳注射液一般选用卵磷脂作为乳化剂，由于磷脂分子的电离和吸附作用，O/W 的油水界面带有一定量负电荷，又由于静电吸引，负电荷外层又吸引了一层正离子，油水界面双电层间的电位差使油滴之间相互排斥，电位差越大，油滴越稳定。而加入的阳离子会中和乳滴表面的负电荷，使乳滴聚集甚至破坏，加入的阳离子浓度越大，破坏力越强，因此不宜将电解质直接加入脂肪乳注射液中。

三、营养药品分类汇总

（一）氨基酸注射液（表4-1）

表4-1 复方氨基酸注射液汇总

通用名（复方氨基酸注射液）	氨基酸种类	浓度（%）	渗透压（mOsm/L）	抗氧剂	制剂特点	禁忌证
平衡型						
14AA	异亮、亮、缬、苏、丙、甲硫、赖、组、色、丙、精、脯、丝、甘	3	/	亚硫酸氢钠	/	尿毒症、肝昏迷和代谢障碍患者禁用
14AA-SF	异亮、亮、缬、苏、丙、甲硫、赖、组、色、丙、精、脯、丝、甘	8.48	/	不含亚硫酸盐类抗氧化剂	/	/

续表

通用名 （复方氨基 酸注射液）	氨基酸种类	浓度 （%）	渗透压 （mOsm/L）	抗氧剂	制剂特点	禁忌证
15AA 双肽 （2）	异亮、亮、缬、苏、丙、蛋、赖、天冬、色、丙、精、脯、谷、组、丝、甘氨酰谷氨酰胺、甘氨酰酪氨酸	13.4	1040	亚硫酸氢钠	两种双肽（甘氨酰－谷氨酰胺、甘氨酰－酪氨酸）用于提供谷氨酰胺和酪氨酸以促进蛋白质的合成。两种多肽在体内直接完全分解为甘氨酸、谷氨酰胺、酪氨酸三种游离氨基酸	天生氨基酸代谢缺陷患者（如：苯丙酮尿症者）、肝、肾功能衰竭患者禁用。休克、代谢性酸中毒、组织细胞缺氧、水肿、低钠、低钾血症、高乳酸血症、渗透压过高、肺水肿、失代偿性心功能不足和对本品任一组分过敏者禁用
18AA	异亮、亮、缬、苯丙、甲硫、赖、丝、丙、脯、酪、谷、精、门冬、酪、胱、甘、组、胱、甘	5	691~845	亚硫酸氢钠	本品系盐酸盐，大量输入可能导致酸碱失衡。大量应用或并用电解质输液时，应注意电解质与酸碱平衡	严重肝肾功能不全、严重尿毒症患者和对氨基酸有代谢障碍的患者禁用

续表

通用名 （复方氨基 酸注射液）	氨基酸种类	浓度 （%）	渗透压 （mOsm/L）	抗氧剂	制剂特点	禁忌证
18AA–I	异亮、亮、缬、苯 丙、甲硫、赖、苏、 色、氯化钠、脯、丙、 门冬、精、丙、酪、 甘、半胱	7	530~720	焦亚硫 酸钠	本品含 60 mmol/L 的 乙酸，并加入氯化 钙、氯化钾、硫酸 镁、氢氧化钠、氢氧 化钾等无机盐制备而 成。大量应用或并用 电解质输液时，应注 意电解质与酸碱平衡	严重肝功能不全、严重 肾功能不全及尿毒症患 者、氨基酸代谢障碍者 禁用
18AA–II	异亮、亮、缬、苯 丙、甲硫、赖、苏、 色、丙、酪、胱、丝、 门冬、精、组、甘、 精、谷、脯	5 8.5 11.4	400~490 703~859 960~1180	焦亚硫 酸钠	/	肝昏迷和无条件透析的 尿毒症患者及对本品过 敏者禁用

续表

通用名（复方氨基酸注射液）	氨基酸种类	浓度（%）	渗透压（mOsm/L）	抗氧剂	制剂特点	禁忌证
18AA–Ⅲ	异亮、亮、缬、苯丙、甲硫、赖、苏、色、组、天冬、半胱、丝、酪、丙、甘	10.36	810~990	亚硫酸氢钠	本品含 60mmol/L 的醋酸，大量应用或并用电解质输液时，应注意电解质与酸碱平衡	肝性脑昏迷或有肝性脑昏迷倾向者；严重肾功能衰竭或尿毒症、对氨基酸有代谢障碍的患者禁用
18AA–Ⅳ	异亮、亮、缬、苯丙、甲硫、赖、苏、色、组、精、丙、天冬、甘、酪、半胱	3.48	/	焦亚硫酸钠	含有 7.5% 葡萄糖	肝昏迷或肝昏迷先兆、严重肾衰竭或尿毒症患者和对氨基酸有代谢障碍的患者禁用

续表

通用名（复方氨基酸注射液）	氨基酸种类	浓度（%）	渗透压（mOsm/L）	抗氧剂	制剂特点	禁忌证
18AA-V	异亮、亮、缬、苯、丙、甲硫、赖、苏、色、精、组、甘、丙、脯、酪、丝、半胱、门冬、谷	3.2	630~700	亚硫酸氢钠	250ml本品含12.5g木糖醇，含有约38mmol/L的钠离子及46mmol/L的氯离子，大剂量用药或碱电解质合并使用要注意监测血清电解质	肝昏迷或有这种可能、严重肾功能不全或血氨过多者、氨基酸代谢异常，对木糖醇过敏者、胰岛素诱发的低血糖症、低渗性脱水者禁用
18AA-V-SF	异亮、亮、缬、苯、丙、甲硫、赖、苏、色、精、组、甘、丙、脯、酪、丝、半胱、门冬、谷	3.2	630~700	本品不含亚硫酸盐类抗氧化剂	500ml本品含25g木糖醇，每日使用量不超过100g（以木糖醇计）。本品含有约33 mmol/L的钠离子及46 mmol/L的氯离子，大剂量用药或碱电解质合并使用要注意监测血清电解质	肝昏迷或有这种可能、严重肾功能不全者或血氨过多者、氨基酸代谢异常的患者，对木糖醇过敏者、胰岛素诱发的低血糖症患者、低渗性脱水者禁用

通用名（复方氨基酸注射液）	氨基酸种类	浓度（%）	渗透压（mOsm/L）	抗氧剂	制剂特点	禁忌证
18AA-Ⅶ	异亮、亮、缬、苯丙、甲硫、苏、色、赖、精、门冬、组、脯、丝、谷、甘、半胱、酪	10.3	858~1086	亚硫酸氢钠	支链氨基酸比率：35.9%；必需氨基酸/非必需氨基酸：1.7	肝性脑病、严重肾功能不全、高氮血症或氨基酸代谢异常患者禁用
肝病适用型						
3AA	亮、异亮、缬	4.26	315~385	/	由缬氨酸、亮氨酸及异亮氨酸三种支链氨基酸组成	/
17AA-Ⅲ	异亮、亮、缬、苯丙、甲硫、苏、色、赖、精、门冬、丝、脯、组、甘、半胱、酪	7.58	658~829	亚硫酸氢钠	可用于肝性脑病（亚临床、Ⅰ级、Ⅱ级），高氨血症	严重肾功能障碍或非肝功能障碍导致的氨基酸代谢异常患者禁用

续表

通用名（复方氨基酸注射液）	氨基酸种类	浓度（%）	渗透压（mOsm/L）	抗氧剂	制剂特点	禁忌证
6AA	缬、亮、异亮、门冬、谷、精	8.44	/	亚硫酸氢钠	本品除缬氨酸、亮氨酸及异亮氨酸支链氨基酸为主外，再加上精氨酸、谷氨酸及门冬氨酸，可以加强去氨作用。儿童患者可减量使用	对本品过敏禁用
20AA	异亮、亮、缬、苯丙、甲硫、赖、苏、色、精、组、甘、丙、脯、门冬、半胱、冬酰胺、谷、丝、鸟、酪	10	875	/	本品成分中支链氨基酸含量相对较高，适合于肝硬化患者的氨基酸和蛋白质代谢机制	对本品任何活性物质或辅料过敏、非肝源性的氨基酸代谢紊乱、衰竭和休克状态、组织缺氧、代谢性酸中毒无法进行血液滤或血透的严重肾功能不全、体液潴留、急性肺水肿、心功能不全失代偿期的患者禁用。严格避免适应证之外使用本品

通用名（复方氨基酸注射液）	氨基酸种类	浓度（%）	渗透压（mOsm/L）	抗氧剂	制剂特点	禁忌证
肾病适用型						
9AA	异亮、亮、缬、苯丙、甲硫、赖、色、组、苏、半胱	5.59	/	焦亚硫酸钠	补充体内必需氨基酸	氨基酸代谢紊乱、严重肝功能损害、心功能不全、水肿、低血钾、低血钠患者禁用
18AA-IX	异亮、亮、缬、苯丙、甲硫、赖、色、门冬、组、苏、精、丝、谷、脯、酪、甘、半胱	6.12	460~570	亚硫酸氢钠	必需氨基酸量（EAA）含量高 45.0g/L；非必需氨基酸量（NEAA）14.0g/L	肝昏迷或有肝昏迷倾向的患者、高氨血症患者、先天性氨基酸代谢异常患者禁用
伤适用型创伤适用型						
17AA	异亮、亮、缬、苯丙、甲硫、赖、色、组、丙、甘、谷、丝、脯、酪、半胱、精	7.65	/	亚硫酸氢钠	丙氨酸、脯氨酸含量较高，为创伤代谢之必需	严重肝肾功能不全者禁用。氮质血症、无尿、心力衰竭及酸中毒未纠正前禁用

续表

通用名（复方氨基酸注射液）	氨基酸种类	浓度（%）	渗透压（mOsm/L）	抗氧剂	制剂特点	禁忌证
17AA-I	异亮、亮、缬、苯、甲硫、赖、甘、组、色、精、丙、脯、丝、酪、半胱、谷	3	/	亚硫酸氢钠	必需氨基酸与非必需氨基酸比（E/N）为1:2.5	严重肝肾功能不全者禁用
15-HBC	异亮、缬、亮、苯、甲硫、赖、组、丙、色、精、丝、脯、甘、半胱	6.9	620	焦亚硫酸钠	支链氨基酸含量为45% 本品遇冷析出结晶，用前可浸泡于40~50℃温水中使其溶解，放至体温后再用	/
15AA	异亮、亮、缬、苯、甲硫、赖、丝、脯、组、精、半胱、甘	8	/	亚硫酸氢钠	本品遇冷能析出结晶，应微温溶解至37℃，澄明后方可使用	尿毒症、肝昏迷和氨基酸代谢障碍者禁用

小儿适用型

通用名（复方氨基酸注射液）	氨基酸种类	浓度（%）	渗透压（mOsm/L）	抗氧剂	制剂特点	禁忌证
小儿18AA–I	异亮、亮、缬、苯丙、甲硫、赖、苏、色、组、酪、丝、脯、谷、精、甘、门冬、丙、半胱	6.74	619	焦亚硫酸钠	本品适应婴幼儿代谢的特点，降低了苯丙氨、甘氨酸的用量，增加半胱、组氨酸的用量，满足了小儿营养需要	肝肾功能损害的病儿，对氨基酸有代谢障碍的病儿禁用
小儿18AA–II	异亮、亮、缬、苯丙、甲硫、赖、苏、色、组、酪、丙、牛磺酸、半胱、丝、门冬、脯、谷、甘	6	/	亚硫酸氢钠	/	氨基酸代谢障碍者，氮质血症患者禁用

通用名（复方氨基酸注射液）	氨基酸种类	浓度（%）	渗透压（mOsm/L）	抗氧剂	制剂特点	禁忌证
19AA-Ⅰ	异亮、亮、缬、苏、丙、甲硫、赖、苯、色、组、酪、牛磺酸、精、丝、丙、门冬、脯、含、半胱、甘	6	525	亚硫酸氢钠	含有较高浓度的小儿必需氨基酸，其中有组氨酸、酪氨酸、半胱氨酸。加入牛磺酸，含有适量的谷氨酸和门冬氨酸，是因人乳中含氨量较高	氨基酸代谢障碍者、氮质血症患者禁用
丙氨酰谷氨酰胺注射液	丙氨酰谷氨酰胺	20	900~1100	/	本品是一种高浓度溶液，不可直接输注。在输注前，必须与可配伍的氨基酸溶液或含有氨基酸的输液相混合，然后与载体溶液一起输注。1体积的本品应与至少5体积的载体溶液混合	严重肾功能不全（肌酐清除率<25ml/min）或严重肝功能不全的患者禁用

（二）脂肪乳注射液（表 4-2）

表 4-2　脂肪乳注射液汇总

成分	浓度（%）	渗透压（mOsm/L）	辅料	制剂特点	特殊人群用药	禁忌证
长链脂肪乳						
大豆油	10 20 30	300~350	卵磷脂 甘油	本品所含约60%的脂肪酸是必需的脂肪酸	已有报道表明妊娠期妇女使用10%和20%脂肪乳注射液是安全和成功的	休克和严重脂质代谢紊乱（如高脂血症）血栓患者禁用
中/长链脂肪乳						
大豆油、中链甘油三酸酯	20	380	卵磷脂 甘油、 油酸钠	长链甘油三酸酯可保证必需脂肪酸的需要；中链甘油三酸酯可快速转换满足机体能量的需要	妊娠分类C。哺乳期妇女应慎用。中/长链脂肪乳注射液可作为全静脉营养用于新生儿和婴幼儿	对本品任何成分或辅料过敏者，严重高脂血症，严重肝肾功能不全，急性重凝血功能异常，休克处于不稳定状态者；机体存在输液禁忌者禁用

91

结构脂肪乳

成分	浓度（%）	渗透压（mOsm/L）	辅料	制剂特点	特殊人群用药	禁忌证
甘油所结合的三分子脂肪酸，既有长链脂肪酸（LCFA），又有中链脂肪酸（MCFA），LCFA和MCFA随机分布	20	350	精制卵磷脂，甘油	结构甘油三酯是将等摩尔数的长链甘油三酯和中链甘油三酯混合后，在一定的条件下水解和酯化反应形成的混合物	不推荐妊娠及哺乳期妇女使用本品；本品可用于老年患者	对鸡蛋蛋白、大豆蛋白、花生蛋白或处方中任一成分过敏者；严重高脂血症；严重肝功能不全；噬红细胞综合征；严重凝血功能障碍；急性休克禁用

橄榄油脂肪乳

成分	浓度（%）	渗透压（mOsm/L）	辅料	制剂特点	特殊人群用药	禁忌证
约80%橄榄油和20%大豆油混合物	20	270	卵磷脂、甘油、油酸钠	富含长链ω-9单不饱和脂肪酸和维生素E	除特殊考虑外，本品不应用于妊娠及哺乳期妇女。本品禁用于妊娠不足28周的早产儿	对鸡蛋蛋白、大豆蛋白或花生蛋白过敏，或对任一成分过敏者，严重血脂异常，及不可纠正的代谢紊乱，严重脓毒血症，严重肝脏疾病，凝血障碍，血栓性静脉炎，急、慢性肾功能衰竭，心肌梗死禁用

续表

ω-3 鱼油脂肪乳

成分	浓度（%）	渗透压（mOsm/L）	辅料	制剂特点	特殊人群用药	禁忌证
精制鱼油	10	273	甘油，精制卵磷脂油酸钠	为患者补充长链ω-3脂肪酸，特别是二十碳五烯酸与二十二碳六烯酸	不能用于妊娠及哺乳期妇女 不可用于早产儿、新生儿、婴儿以及儿童 不可用于严重肝功能或肾功能不全患者	脂质代谢受损，严重出血性疾病，未控制的糖尿病，某些急症及危及生命的状况禁用。肠外营养的一般禁忌证：低钾血症，水分过多，低渗性脱水，代谢不稳定，酸中毒。本品不可用于对鱼或鸡蛋白过敏的患者

多种油脂肪乳

成分	浓度（%）	渗透压（mOsm/L）	辅料	制剂特点	特殊人群用药	禁忌证
精制大豆油、中链甘油三酸酯、精制橄榄油、纯化鱼油	20	364~446	α-生育酚、蛋黄卵磷脂甘油、油酸钠	大豆油含有必需脂肪酸，包括ω-6脂肪酸（亚油酸）和ω-3脂肪酸（亚麻酸）等。中链脂肪酸能够被快速氧化，可以直接向人体提供能量。橄榄油主要以单不饱和脂肪酸的形式提供能量。鱼油含有EPA和DHA	本品可用于新生儿、婴儿和儿童；本品可用于老年患者，应根据患者脂肪廓清能力和输注速度调整本品的用量	对鱼蛋白、大豆蛋白、鸡蛋蛋白或本品中任何成分过敏；严重高脂血症；严重肝功能不全；严重肾功能不全且无法进行血液透析或透析；急性休克；急性肺水肿，水潴留；失代偿性心功能不全；疾病非稳定期（如严重创伤后，失代偿性糖尿病，急性心肌梗死，卒中、栓塞，代谢性酸中毒，严重吸收血症和低渗性脱水）禁用

ω-3 鱼油中/长链脂肪乳注射液

成分	浓度（%）	渗透压（mOsm/L）	辅料	制剂特点	特殊人群用药	禁忌证
中链甘油三酸酯、大豆油、ω-3 脂肪酸甘油三酯	20	380	蛋黄卵磷脂甘油、油酸钠、α-生育酚、	肠外营养的组成部分，为成人提供人体必需 ω-6 和 ω-3 脂肪酸在内的脂肪	本品在儿童和青少年中的安全性和有效性尚未明确，尚无临床经验	严重高脂血症、严重凝血障碍、肝内胆汁淤积、肝功能衰竭、无法血滤或透析中的肾衰竭、急或脑卒中的急性期、急性血栓、栓塞性疾病、脂肪栓塞、对蛋、鱼、花生、大豆蛋白或对本品中任何成分过敏者禁用

（三）电解质、维生素、微量元素（表 4-3）

表 4-3　电解质、维生素、微量元素汇总

品种	成分	性状	规格（%）	注意事项	禁忌证	贮藏
电解质						
氯化钾注射液	KCl	无色澄明液体	10 15	钾浓度不超过 3.4g/L（45mmol/L），补钾速度不超过 0.75g/h（10mmol/h），每日补钾量为 3~4.5g（40~60mmol）	高钾血症患者禁用。急性肾功能不全、慢性肾功能不全者禁用	密闭保存
氯化钠注射液	NaCl	无色澄明液体	0.9 10	根据临床需要，检查血清中钠、钾、氯离子浓度、血液中酸碱度平衡指标，肾功能及血压和心肺功能	/	密闭保存
硫酸镁注射液	MgSO₄·7H₂O	无色澄明液体	10 25	静脉滴注速度：<2g/h；静脉注射时间：5分钟；儿科仅用肌内注射或静脉用药；60岁以上老年人慎用；妊娠分级为 D 级	呼吸系统疾病患者；哺乳期妇女；心有心肌损害、心脏传导阻滞者禁用	密闭阴凉处保存

续表

品种	成分	性状	规格（%）	注意事项	禁忌证	贮藏
门冬氨酸钾镁注射液	$C_4H_6KNO_4 \cdot 0.5H_2O$ $C_8H_{12}MgN_2O_8 \cdot 4H_2O$	无色或淡绿色的澄明液体	/	本品不能肌内注射和静脉注射，静脉滴注速度宜缓慢，未经稀释不得进行注射肾功能损害、房室传导阻滞者慎用有电解质紊乱的患者应常规性检查血钾、血镁	高钾血症、急、慢性肾衰竭、Addison 病、三度房室传导阻滞、心源性休克（血压低于 90 mmHg）禁用	遮光，于阴凉干燥（15~30℃）保存
葡萄糖酸钙注射液	$C_{12}H_{22}CaO_{14} \cdot H_2O$	无色透明液体	10	缓慢注射：< 5ml/min 不宜皮下或肌内注射给药 一般情况下不用于小儿	对本品中任何成分过敏者，应用强心苷期间，高血钙症患者禁用	密闭保存
氯化钙注射液	$CaCl_2 \cdot 2H_2O$	无色澄明液体	5	静脉滴注：0.5~1mg/min 最高 2mg/min 静脉注射：缓慢（用于低钙或电解质补充 ≤ 0.5ml/min，抗高血镁 ≤ 5ml/min），一般情况下，本品不用于小儿	不宜皮下或肌内注射；应用强心苷期间禁止静脉注射本品；不宜用于肾功能不全、低钙患者及呼吸性酸中毒患者	密闭保存

品种	成分	性状	规格（%）	注意事项	禁忌证	贮藏
甘油磷酸钠注射液	α-甘油磷酸钠与β-甘油磷酸钠的混合物。每支（10ml）含无水甘油磷酸钠2.16g（相当于磷酸钠20mmol，钠10mmol）	无色或儿乎无色的澄明液体	/	静脉滴注：4~6小时内缓慢滴注 本品系高渗溶液，未经稀释不能输注，稀释后应在24小时内用完，以免发生污染	严重肾功能不全、休克和脱水患者禁用。对本品过敏者禁用 肾功能障碍得患者慎用	25 ℃以下，不得冰冻，密闭保存
				维生素		
注射用水溶性维生素	硝酸硫胺、核黄素磷酸钠、烟酰胺、盐酸吡哆辛、泛酸钠、维生素C钠、维生物素、叶酸、维生素B₁₂	淡黄色的疏松块状物或粉末	复方	本品不宜一次性大量静脉注射 本品加入葡萄糖注射液中输注时应避光	对本品中任一成分有过敏的患者禁用	遮光，不超过25 ℃
脂溶性维生素注射液（Ⅰ）	维生素A棕榈酸酯、维生素D₂、维生素E、维生素K₁	类白色至浅黄色疏松块状物或粉末	复方	必须稀释后静脉滴注 用前1小时调配，6小时内用完	本品含维生素K₁，可对抗香豆素类抗凝血剂作用，故不宜合用	在凉处（2~10 ℃），遮光保存

品种	成分	性状	规格（%）	注意事项	禁忌证	贮藏
脂溶性维生素注射液（Ⅱ）	维生素 A、维生素 D_2、维生素 E、维生素 K_1	无色至微黄色澄明溶液	复方	必须稀释后静脉滴注用药前 1 小时内调配，24 小时内用完 过敏体质者及肝、肾功能异常者慎用 长期大量使用维生素过多综合征 脂溶性维生素过多综合征 11 岁以下的儿童建议使用注射用脂溶性维生素（Ⅰ）	对本品任一成分过敏者禁用；维生素过多症者禁用	在冷处 2~10℃，避光保存
复方维生素（3）注射液	维生素 B_1、核黄素磷酸钠、维生素 C	黄色或橙黄色的澄明液体	复方	/	对本品中任何成分过敏者禁用	遮光，在 2~8℃保存

品种	成分	性状	规格（％）	注意事项	禁忌证	贮藏
复方维生素注射液（4）	维生素A棕榈酸酯、维生素D、维生素E、维生素K₁	黄色澄明液体	复方	本品必须稀释后使用，不得直接静脉注射或肌内注射。本品稀释后，应加避光罩，500ml输注液输注不短于1小时。谨防过敏反应发生。特别是在初次使用时。长期大量使用应注意产生脂溶性维生素过多综合征	过敏体质者慎用。肝肾功能异常者慎用	遮光，阴凉处（不超过20℃）密闭保存
			微量元素			
多种微量元素注射液	氯化铬、氯化铁、氯化铜、氯化锰、钼酸钠、亚硒酸钠、氯化锌、碘化钾、氟化钠	无色或微黄色澄明溶液	复方	静脉滴注时间：6~8小时；本品具有高渗透压和低pH，故未稀释不能输注，必须在静脉注射前1小时内加入稀释液中，输注时间不超过24小时。微量元素代谢障碍和胆道功能明显减退，以及肾功能障碍者慎用	不耐果糖患者禁用	0~25℃，避光保存

续表

品种	成分	性状	规格（%）	注意事项	禁忌证	贮藏
多种微量元素注射液（Ⅰ）	氯化锌，氯化铜，氯化锰，亚硒酸钠，氯化钠，碘化钾	无色的澄明液体	复方	必须稀释后使用 用氨基酸注射液或葡萄糖注射液稀释，在可配伍性得到保证的前提下，每100 ml 氨基酸注射液或葡萄糖注射液中最多可加入本品 6ml 混合液必须缓慢输注，输注时间不得少于 8 小时	急性或活动性消化道溃疡患者禁用	0~25 ℃，不得冰冻

（四）工业化多腔袋（表4-4）

表4-4 工业化多腔袋汇总

品种	项目 商品名	成分	总液量（ml）	总能量（kcal）	非蛋白热卡（kcal）	含氮量（g）	糖脂比	渗透压（mOsm/L）
脂肪乳氨基酸（17）葡萄糖（11%）注射液	卡文全营达多特	大豆油51g 氨基酸34g 无水葡萄糖97g	1440	1000	900	5.4	0.8	750
		大豆油68g 氨基酸45g 无水葡萄糖130g	1920	1400	1200	7.2		
		大豆油85g 氨基酸57g 无水葡萄糖162g	2400	1700	1500	9.0		

续表

品种\项目	商品名	成分	总液量（ml）	总能量（kcal）	非蛋白热卡（kcal）	含氮量（g）	糖脂比	渗透压（mOsm/L）
脂肪乳氨基酸（17）葡萄糖（19%）注射液	卡全	大豆油 40 氨基酸 34g 无水葡萄糖 100g	1026	900	800	5.4	1.1	1060
		大豆油 40 氨基酸 34g 无水葡萄糖 100g	1540	1400	1200	8.1		
		大豆油 40 氨基酸 34g 无水葡萄糖 100g	2053	1900	1600	10.8		
		大豆油 40 氨基酸 34g 无水葡萄糖 100g	2566	2300	2000	13.5		

项目 品种	商品名	成分	总液量 （ml）	总能量 （kcal）	非蛋白 热卡 （kcal）	含氮量 （g）	糖脂比	渗透压 （mOsm/L）
10% 脂肪乳 （OO） 5.5% 氨基酸 （15） 葡萄糖（20%） 注射液	克林玫	橄榄油（80%）+大 豆油（20%）30g 氨基酸 33g 葡萄糖 120g	1500	910	780	5.4	1.6	750
脂肪乳（20%） 氨基酸（15） 葡萄糖（30%） 注射液	克林维 N6	大豆油 40g 氨基酸 34g 葡萄糖 120g	1000	1016	880	5.6	1.2	1190
		大豆油 60g 氨基酸 51g 葡萄糖 180g	1500	1524	1320	8.4		
		大豆油 80g 氨基酸 68g 葡萄糖 240g	2000	2032	1760	11.2		

续表

项目 品种	商品名	成分	总液量（ml）	总能量（kcal）	非蛋白热卡（kcal）	含氮量（g）	糖脂比	渗透压（mOsm/L）
结构脂肪乳（20%）氨基酸（16）葡萄糖（13%）注射液	力卡文	结构脂肪乳 34g 氨基酸 38g 葡萄糖 85g	1206	798	646	6.2	1.1	850
		结构脂肪乳 54g 氨基酸 60g 葡萄糖 135g	1904	1266	1026	9.8		
中长链脂肪乳（16）氨基酸（36%）葡萄糖注射液	/	中链脂肪乳 25g 氨基酸 20g 葡萄糖 90g	625	678	598	2.85	1.5	840
		中链脂肪乳 50g 氨基酸 40g 葡萄糖 180g	1250	1355	1195	5.7		

项目 品种	商品名	成分	总液量 （ml）	总能量 （kcal）	非蛋白 热卡 （kcal）	含氮量 （g）	糖脂比	渗透压 （mOsm/L）
脂肪乳（10%） 氨基酸（15） 葡萄糖（20%） 注射液	多悦 克林维 N4	大豆油 20g 氨基酸 22g 一水葡萄糖 88g	1000	608	520	3.6		
		大豆油 30g 氨基酸 33g 一水葡萄糖 132g	1500	912	780	5.5	1.6	810
		大豆油 40g 氨基酸 44g 葡萄糖 160g	2000	1216	1040	7.3		

续表

项目 品种	商品名	成分	总液量（ml）	总能量（kcal）	非蛋白热卡（kcal）	含氮量（g）	糖脂比	渗透压（mOsm/L）
中长链脂肪乳氨基酸（16）葡萄糖（16%）注射液	多嘉力全合易	大豆油 25g 中链甘油三酸酯 25g 氨基酸 40g 一水葡萄糖 88g	1250	955	795	5.7	0.67	920
		大豆油 37.5g 中链甘油三酸酯 37.5g 氨基酸 60g 一水葡萄糖 132g	1875	1435	1195	8.6		
		大豆油 50g 中链甘油三酸酯 50g 氨基酸 80g 葡萄糖 160g	2500	1910	1590	11.4		

项目 品种	商品名	成分	总液量（ml）	总能量（kcal）	非蛋白热卡（kcal）	含氮量（g）	糖脂比	渗透压（mOsm/L）
15AA–Ⅱ复方氨基酸葡萄糖（10%）电解质注射液	多益新点	葡萄糖 50g 氨基酸 27.5g	2000	280	170	4.54	/	630~770
		葡萄糖 100g 氨基酸 55g	1000	560	340	9.1		
16AA–Ⅱ复方氨基酸葡萄糖（48%）电解质注射液	多益新加	葡萄糖 240g 氨基酸 70g	1000	1096	816	11.2	/	/
肠外营养注射液（25）	/	无水葡萄糖 120g 氨基酸 20.72g	1000	560	480	3.04	/	/

参考文献

［1］中华医学会肠外肠内营养学分会药学协作组、规范肠外营养液配制［J］. 中华临床营养杂志，2018，26（3）：136-144.

［2］Parr MD，Bertch KE，Rapp RP. Amino acid stability and microbial growth in total parenteral nutrient solutions［J］. Am J Hosp PHarm，1985，42（12）：2688-2691.

［3］李雨晨，刘海通. 复方氨基酸注射液添加亚硫酸盐抗氧化剂的风险综述［J］. 药物流行病学杂志，2018，27（10）：699-703.

［4］高纯，李梦，韦军民，等. 复方氨基酸注射液临床应用专家共识［J］. 肿瘤代谢与营养电子杂志，2019，6（2）：183-188.

［5］Boullata JI，Gilbert K，Sacks G，et al. A.S.P.E.N.clinical guidelines：parenteral nutrition ordering，order review，compounding，labeling，and dispensing［J］. JPEN J Parenter Enteral Nutr，2014，38（3）：334-377.

［6］梅丹，于健春. 临床药物治疗学营养支持治疗［M］. 北京：人民卫生出版社，2017.

［7］Smith JL，Canham JE，Wells PA. Effect of pHototherapy light，sodium bisulfite，and PH on vitamin stability in total parenteral nutrition admixtures［J］. JPEN J Parenter Enteral Nutr，1988，12（4）：394-402.

［8］Howard L，Chu R，Feman S，et al. Vitamin A deficiency from long-term parenteral nutrition［J］. Ann Intern

Med, 1980, 93(4): 576–577.

[9] Chen MF, Boyce HW JR, Triplett L. Stability of the B vitamins in mixed parenteral nutrtion solution [J]. JPEN J Parenter Enteral Nutr, 1983, 7(5): 462–464.

[10] Uccello–Barretta G, Balzano F, Aiello F, et al. Stability of hydropHilic vitamins mixtures in the presence of electrolytes and trace elements for parenteral nutrition: a nuclear magnetic resonance spectroscopy investigation [J]. J PHarm Biomed Anal, 2015, 107: 7–10.

[11] Ribeiro DO, Pinto DC, Lima LM, et al. Chemical stability study of vitamins thiamine, riboflavin, pyridoxine and ascorbic acid in parenteral nutrition for neonatal use [J]. Nutr J, 2011, 10: 47.

[12] Anderson C, Mackay M. PHysical compatibility of calcium chloride and sodium glyceropHospHate in pediatric parenteral nutrition solutions [J]. JPEN J Parenter Enteral Nutr, 2016, 40(8): 1166–1169.

[13] Allen LV Jr, Popovich NG, Ansel HC. Ansel's pharmaceutical dosage forms and drug delivery systems, 8th ed [M]. USA: Lippincott Williams & Wilkins, 2006, 70(3): 71.

[14] 姚利. 多种微量元素（Ⅱ）与复方氨基酸注射液存在配伍禁忌 [J]. 中国误诊学杂志, 2009, 9(29): 7293.

[15] 石钰艳，贾翠琴. 多种微量元素注射液与复方氨基酸注射液存在配伍禁忌 [J]. 包头医学, 2015, 39(1): 57.

[16] 庞国勋*，闫彬，靳会欣. 多种微量元素注射液相关药品不良反应及联合用药中配伍禁忌分析与预防策略 [J]. 中国医院用药评价与分析, 2021, 21(7): 881–885.

5

第五章
药品采购与储存环节风险管理

肠外营养药品作为静脉输注用药，临床使用时存在风险的可能，因此保证肠外营养药品质量是避免肠外营养药品风险发生的首要条件。肠外营养药品质量管理涉及多个环节，包括运输环节、验收入库环节、储存环节、调配环节和效期管理环节等。任一质量管理环节的失误，都可能导致肠外营养药品的质量风险。

一、肠外营养药品运输环节的风险管理

肠外营养药品属于高危药品，做好药品院内流通环节的风险管理，对保障患者安全用药至关重要。肠外营养药品运输环节风险管理的目的是：保证在途运输肠外营养药品质量，确保肠外营养药品运输安全。

（一）运输温度不满足药品要求

季节不同时环境温度的变化或运输设备的不完善，都可能会导致运输环境温度不符合药品要求。

【风险防控策略】

（1）严格遵守运输协定中的环境储存条件，运输有温度要求的药品，应根据季节温度变化，保证整个运输过程采取必要的保温或冷藏措施，做到全程温度可追溯。

（2）低温运输肠外营养药品应严格按照药品对温度的要求，与有资质的专业承运方签署"质量保证协议"。

（3）运输过程中，肠外营养药品不得直接接触冰袋、冰排等蓄冷剂。

（4）严禁对包装好的保温箱拆包，确保肠外营养药品运输的质量安全。

（二）运输过程中药品包装密封性破坏

肠外营养药品运输过程中由于受到挤压、震动、碰撞等因素，造成密封破坏，从而导致药品泄露及污染。

【风险防控策略】[1]

（1）对运输人员进行培训，牢记注意事项。

（2）严格按照包装耐受要求进行包装，避免过度堆砌。

（3）运输前，应仔细检查运输工具，使用具有缓冲作用的包装箱，不得使用敞开的包装箱运送肠外营养药品。

（4）搬运、装卸肠外营养药品应轻拿轻放，严格按照外包装图示标志要求堆放和采取防护措施。

二、肠外营养药品验收入库风险管理

肠外营养药品的验收入库环节涉及对配送厂家、配送药品、库管人员等方面的管理，是肠外营养药品在院内安全使用的首要关口。其主要管理风险包括以下几个方面。

（一）供货公司资质及药品质量问题

肠外营养药品供货公司的采购、销售证书不齐全，购进药品的批准文号、说明书、注册商标等不齐全等问题，都可能会将假、冒、伪劣、过期变质肠外营养药品引入医院，进而发生药品安全问题。

【风险防控策略】[2]

（1）医院肠外药品管理人员必须熟悉药品品种、规格、价格、厂家、配送公司等基本信息。

（2）药学部负责审查配送公司的资料证书是否齐全，禁止采购和销售证件不全的药品，杜绝购进无生产批准文号等假、冒、伪劣、过期变质肠外营养药品。

（二）院内药库管理的相关风险

药库管理人员若不能对入库肠外营养药品进行仔

细检查及对不合格的肠外营养药品进行准确识别，且不能正确执行肠外营养药品的出入库规则和及时做好记录等管理规定，那将大大增加肠外营养药品的使用风险，不利于肠外营养药品的管理。

【风险防控策略】[1, 2]

（1）药库管理人员在对肠外营养药品验收时，要特别检查药品合格证、药品标签或说明书、药品外包装、批准文号、有效期、注册商标、外观等。

（2）需要完善验收记录，包括供货单位、数量、到货日期、品名、剂型、规格、批准文号、生产批号、生产厂家、有效期、质量状况、验收结果、验收人等。

（3）入库时拆包检查验收，对怀疑不合格药品要及时封存或退回，对不合格药品要及时与配送公司协调解决。

（4）对所有肠外营养药品必须及时登记入账。

（三）对于有温度要求的肠外营养药品验三入风险

对于一些需要低温冷藏的肠外营养药品，需要严格按照规范要求进行运送和入库，否则可能会导致药品变质。

【风险防控策略】

（1）收货时收货方应检查肠外营养药品运输途中

的实时温度记录，并用温度探测器检测其温度。

（2）需要冷藏的肠外营养药品收货时，收货方应索取运输交接单，做好实时温度记录，记录内容包括肠外营养药品名称、生产企业、供货（发送）单位、数量、批号及有效期、启运和到达时间、启运和到达时的冷藏药品储存温度和环境温度、运输过程中的温度变化、运输工具名称和接送冷藏药品人员签名确认。有多个交接环节，每个交接环节的收货方都应签收交接单。

（3）验收应在冷藏环境下进行，验收合格的肠外营养药品，应迅速将其转到合格药品区。

（4）冷藏肠外营养药品的收货、验收记录应保存至超过冷藏肠外营养药品有效期1年，不得少于3年。

三、肠外营养药品存储环节风险管理

不同的肠外营养药品储存对于温度、湿度、光照等环境要求都不相同，只有科学规范的管理，才能减少由于储存不当造成的包装破损、药品变质的质量安全问题。根据《中华人民共和国药品管理法》《规范肠外营养液配制》等文件要求，需要对肠外营养药品的储存进行规范管理。

（一）配置前的肠外营养药品储存的风险

配置前的肠外营养药品通常已除去商品外包装箱，对于袋装或瓶装的肠外营养药品，存放不当很容易造成药品破损漏液。同时，一些肠外营养药品对储存环境有特殊要求，若存放不当，也容易造成药品变质等问题。

【风险防控策略】[1,2]

（1）应分别按各类药品的要求，避光、阴凉、冷藏集中储存，并注意控制环境温度、光线，每天定时做好温度记录。

（2）药库、各药房及病区小药柜对高危药品应做到每周盘点账目与实物数量一致。

（3）新引进肠外营养药品要经过充分论证，引进后要及时将药品信息告知临床，促进临床合理应用。

（4）加强肠外营养药品的效期管理，保持先进先出，保持安全有效。

（5）存放时需严格按照药品要求，避免过度堆砌、挤压，造成肠外营养药品包装破损。

（二）配置后的全营养混合液（Total Nutrient Admixture，TNA）的储存的风险

由于 TNA 的成分复杂多样，配置后的肠外营养

液若储存不当，容易造成破乳、变质等问题，直接对患者的生命安全造成威胁。

【风险防控策略】[3,4]

（1）添加了维生素与微量元素的 TNA 应在 24 小时内输注完毕。

（2）不含维生素与微量元素的 TNA 在室温下可保存 30 小时，2~8℃下可保存 7 天。

（3）使用前应再次对 TNA 进行目视检查。

（4）TNA 应使用专用包装袋单独包装存储，与电解质等其他成品输液分开，以避免交叉污染，且应轻拿轻放，避免重压。

四、肠外营养调配环节风险管理

在调配环节，肠外营养液容易出现不相容、不稳定、配置差错或被污染等情况，这势必将会影响患者安全。为规范肠外营养液调配操作规程，确保肠外营养成品输液质量，保障患者合理用药，遵循《规范肠外营养液配制》《静脉用药集中调配质量管理规范》要求。医疗机构应设置静脉用药调配中心对肠外营养液进行集中调配，肠外营养液配置过程中，需关注以下风险点。

（一）配置环境因素可能产生的污染风险

空调净化系统未定时清洁、检修，配置区域洁净度不达标；感控措施落实不到位，微生物超限；质控管理不完善，未能及时识别风险等，最终都可能导致肠外营养配置发生污染，不满足肠外营养使用的质量要求。

【风险防控策略】

（1）肠外营养液应集中调配与供应。

（2）调配肠外营养需要配置 II 级 A2 型生物安全柜。

（3）肠外营养液调配操作间，与其相对应的一次更衣室、二次更衣室、洗衣洁具间为一套独立的混合式空调系统。

（4）调配中心环境和布局应满足配液洁净度需求，调配间温度 18~26℃，相对湿度 35% ~75%，保持一定量新风。

（5）各功能室的洁净级别要求为：一次更衣室、洗衣洁具间为 D 级（ISO 8）；二次更衣室、调配操作间为 C 级（ISO 7）；生物安全柜、水平层流洁净台为 A 级（ISO 5），详见表 5-1。

表 5-1　各功能室洁净度级别要求（静态）

各功能室	GMP	ISO	悬浮粒子最大允许数（个 /m³）	
			≥ 0.5μm	≥ 5μm
一次更衣室	D 级（静态）	8	3500000	20000
洗衣洁具间	D 级（静态）	8	3500000	20000
二次更衣室	C 级（静态）	7	350000	2000
调配操作间	C 级（静态）	7	350000	2000
层流洁净工作台	A 级（静态）	5	3500	0

（6）空气中微生物监测主要采用沉降菌监测法，至少每 3 个月检测一次，沉降菌落数见表 5-2。

表 5-2　洁净区沉降菌菌落数规定（静态）

洁净度级别	沉降菌菌落数（cfu/0.5 h）
A（100）级	≤ 1
C（10000）级	≤ 3
D（100000）级	≤ 10

（二）配置方法不当产生的用药风险

主要风险因素为配置时药品加入顺序不当，存在破乳、变色、分层、沉淀、稳定性下降以及调配人员培训不到位等。

【风险防控策略】[3]

（1）肠外营养液的人工配置应遵从顺序：

1）将磷酸盐加入氨基酸或高浓度葡萄糖中；

2）将其他电解质、微量元素加入葡萄糖液（或氨基酸）中，不能与磷酸盐加入到同一稀释液中。电解质注射液也可加入 0.9% 氯化钠注射液或葡萄糖氯化钠注射液中；

3）用脂溶性维生素溶解水溶性维生素后加入脂肪乳剂中。如处方不含脂肪乳，可用 5% 葡萄糖溶解并稀释水溶性维生素。复合维生素制剂（同时包含脂溶性和水溶性维生素），可用 5% 葡萄糖或脂肪乳溶解并稀释（不同制剂的配置操作需参照说明书）；

4）将氨基酸先加入一次性肠外营养输液袋（简称"三升袋"）内，后将葡萄糖、0.9% 氯化钠、葡萄糖氯化钠等液体加入三升袋内混合；

5）将含钙盐的溶液加入三升袋内混合；

6）目视检查三升袋内有无浑浊、异物、变色以及沉淀生成；

7）完成上述操作后，将脂肪乳剂加入三升袋中；

8）应一次性不间断地完成配置操作，并不断轻摇三升袋，使其混合均匀。配置完毕后，尽可能排净袋中空气，悬挂以观察是否出现开裂、渗漏、沉淀、异物、变色等异常情况；

9）推荐配置完成的营养液配方用标签表明，包括总容量、成分、建议输注时间和有效期等。

（2）工业化多腔袋调配的注意事项：

1）须严格遵照产品说明书进行包装拆除和溶液混合，混合操作需在平整、洁净的平面上进行；

2）工业化多腔袋的包装分为内袋和外袋，之间放置氧吸收剂，如发现外袋破损不得使用；

3）由于脂肪乳不透明，混合前需对多腔袋进行异物视检；

4）工业化三腔袋时建议先混合葡萄糖与氨基酸腔，再混合脂肪乳腔；

5）工业化多腔袋分隔带全部打开后，应将袋体翻转3次使袋内液体充分混合。

（3）人工调配过程中的其他注意事项：

1）配置过程中不得将电解质、微量元素直接加入脂肪乳剂内。磷制剂和钙制剂未经充分稀释不能直接混合；

2）丙氨酰谷氨酰胺注射液不得作为肠外营养液中唯一的氨基酸来源，应与复方氨基酸注射液合用，且使用时应与至少5倍体积的载体混合。鱼油脂肪乳注射液不得作为肠外营养液中唯一的脂肪乳来源，应与脂肪乳注射液合用。如处方没有脂肪乳，为保证稳定性，不应加入脂溶性维生素；

3）不推荐在肠外营养液中加入其组成成分之外的其他药品；

4）加药量需按各厂家说明书推荐加药剂量和浓

度来操作；

5）如果使用自动配液设备调配肠外营养，可按顺序将各组分定量抽到一个输液袋，减少人员操作，但具体操作复杂，在使用时需严格按照说明书。

（三）配置时操作不规范易造成漏液风险

主要风险因素包括配置时针筒操作不规范，导致药袋被刺穿；清场不及时导致安瓿碎片刺破药袋导致漏液等。

【风险防控策略】

（1）应注意加药时的操作规范：添加药品时将针头自加药口正中缓慢插入，尽可能减少对肠外营养加药口处的穿刺操作，以免漏液，配置好的肠外营养应在室温下 24 小时内完成输注。

（2）每组药品配置完成后，应注意及时规范清场，防止遗留安瓿碎片导致肠外营养腔袋破损造成漏液。

五、肠外营养效期风险管理

肠外营养药品的效期风险管理，主要针对药品过期失效的风险，根据《中华人民共和国药品管理法》《中华人民共和国药品管理法实施条例》以及《医疗机构药品监督管理办法》，对肠外营养药品效期风险，采取以下防控策略。

【风险防控策略】[2]

（1）所有肠外营养药品必须在有效期内使用，超过有效期的药品不得入库、发放、调配或供临床使用。

（2）药库和各药房在药品的领用、发放、调配时都必须按批号、效期先后顺序存放，坚持先进先出、先产先出、近期先出的原则，防止过期损失。

（3）距其有效期6个月以内的为近效期药品，各药房每月月初查看肠外营养药品效期并填写近效期药品月报表至科室质控系统，对于预估不能在3个月内用完的药品，应及时联系其他部门调拨使用。

（4）每周追踪近效期药品使用情况，对于使用量少的肠外营养药品应及时联系其他部门调拨使用。

（5）采购入库的近效期肠外营养药品，除在内部公示外，必须及时通知领用部门领用，并提示其有效期，敦促及时发放使用，防止过期损失。

（6）有效期在3个月以内的肠外营养药品，原则上不宜采购入库，因特殊原因必须采购的，由使用科室申请，经药学部主任批准后，限量采购，一旦购入，必须及时通知并责成使用科室及时领用。

（7）超过有效期的药品不得擅自处理，必须由所在部门负责人提出处置申请，经药品质量管理组织审核批准后统一处置。

（8）利用信息化手段实时全程监控药品的效期管理。

参考文献

［1］中华医学会肠外肠内营养学分会药学协作组. 规范肠外营养液配制［J］. 中华临床营养杂志, 2018, 26（3）: 136-148.

［2］中华医学会肠外肠内营养学分会护理学组. 肠外营养安全输注专家共识［J］. 中华护理杂志, 2022, 57（12）: 1421-1426.

［3］中国抗癌协会肿瘤营养专业委员会, 中华医学会肠外肠内营养学分会. 肠外营养安全性管理中国专家共识［J］. 肿瘤代谢与营养电子杂志, 2021, 8（5）: 495-502.

［4］广东省药学会. 肠外营养临床药学共识（第二版）［J］. 今日药学, 2017, 27（5）: 289-303.

6

第六章

临床使用环节风险管理

在临床实际应用中，凡需要营养支持，但又不能或不宜接受肠内营养的患者均为肠外营养的适应证。然而，由于不同患者的生长状况、营养需求、疾病状态和代谢能力等存在较大差异，导致每位患者对肠外营养的需求不一样，稍有不慎可能给患者带来极大的风险。因此，在临床使用过程中，医师、护士和药师等工作人员在医嘱与审方环节、临床治疗环节及用药监测环节等多个过程密切配合，严格把控、规范操作每一个步骤，最大限度降低肠外营养的使用风险。

一、医嘱与审方环节风险管理

（一）肠外营养适应证与禁忌证风险与对策

1. 营养支持适应证 药师在审核肠外营养处方时需对患者的适应证进行审核。首先审核营养支持的适应证，再审核肠外营养的适应证和禁忌证。根据 2018 年发表的《全球（营养）领导人发起的营养不良诊断标准共识（global leadership initiative on malnutrition，GLIM）》，将营养不良评定明确分为"营养筛查"和"营养评定"两个步骤。第一步是应用经过临床有效性验证的营养筛查工具对患者进行营养筛查。第二步是进行营养不良诊断和分级，营养不良诊断的内容包括非自主体重丢失、低BMI等表现型指标，以及膳食摄入或吸收利用下降、炎症等病因型指标。满足至少一个表现型指标和一个病因型指标者，即可诊断为营养不良。2021年，国家卫生健康委营养标准委员会制定《住院患者营养风险筛查和营养不良诊断》卫生行业标准，进一步规范了营养风险筛查和营养不良诊断的临床应用。

营养风险的定义为营养相关因素对患者临床结局（如感染相关并发症、住院时间、生存期等）产生不利影响的风险。营养风险筛查（nutritional risk screening，NRS）是指采用有循证医学依据的营养风险筛查工具，筛查18~90岁住院患者是否存在营养风险以及是否需要制定营养干预计划的过程。营养风险筛查2002（NRS2002）是国际上第一个有循证医学基础的，也是目前最为常用的营养风险筛查工具。NRS2002评分包括三个部分，即：营养状况受损评分（0~3分），疾病严重程度评分（0~3分），年龄评分（0~1分），详见表6-1。总分≥3分，表明具有营养风险，应结合患者病史、营养代谢检查、血液肝肾功能、电解质、酸碱平衡等营养评定及器官代谢功能等资料，制定干预计划。

表6-1 营养风险筛查评分标准

评分内容	评分标准			
	0分	1分	2分	3分
营养状况受损评分（0-3分）	BMI ≥ 18.5kg/m²	/	/	BMI < 18.5kg/m²，且伴有一般状况差
	近1~3月体重无下降	近3月内体重下降 > 5%	近2月内体重下降 > 5%	近1月内体重下降 > 5% 或近3月内体重下降 > 15%
	近一周进食量无变化	近一周进食量减少 25%~50%	近一周进食量减少 51%~75%	近一周进食量减少 70% 及以上
疾病严重程度评分（0-3分）	/	髋骨折、慢性疾病急性发作或有并发症、慢性阻塞性肺病、血液透析、肝硬化、一般恶性肿瘤、糖尿病	腹部大手术、脑卒中、重度肺炎、血液性肿瘤	颅脑损伤、骨髓移植、APACHE-Ⅱ评分 > 10分的重症监护患者
年龄评分（0~1分）	18-69岁	70岁及以上	/	/
取单项最高分，总分为上述三项之和（0~7分）				

2. 肠外营养适应证 当评价患者具有营养支持适应证后，还要进一步判断患者是否有肠外营养适应证：胃肠道功能障碍或衰竭而无法实施肠内营养，中重度营养不良且预计 72 小时内无法通过肠内营养摄取充分营养需要，经过 7 天肠内营养仍无法满足 60% 营养需要量。具体指征如：①胃肠道梗阻；②胃肠道吸收功能障碍，如小肠切除、放射性肠炎、肠瘘、严重而顽固性的腹泻或呕吐等；③大剂量放疗、化疗；④中、重症急性胰腺炎；⑤营养不良伴胃肠功能障碍且预计无法在短期内恢复正常；⑥严重的分解代谢状态，如大面积烧伤、严重的复合伤、破伤风、大范围的手术、败血症等；⑦对于上消化道大手术且不能接受肠内营养的患者，建议开始使用肠外营养（仅当预计肠外营养治疗 ≥ 7 天时），除非患者存在高营养风险，肠外营养不应在术后立即开始，而应延迟至 5~7 天后开始。根据 2018 年欧洲肠外肠内营养学会（ESPEN）指南：大手术后应在早期（48 小时内）开始肠内营养，如果经口进食及肠内营养存在禁忌时可在 3~7 天内开始肠外营养。

3. 肠外营养禁忌证 肠外营养的绝对禁忌证是生命体征或血流动力学不稳定，心血管功能紊乱或严重代谢紊乱需要干预。不应使用肠外营养的具体情形如：①无明确治疗目的，或已确定不可治愈而继续盲目延长治疗者；②心血管功能紊乱或严重代谢紊乱需要控制或纠正者；③患者的胃肠道功能正常或可适应肠内营养者，若消化道近端有梗阻，如位于食管、胃或十二指肠，应于梗阻远端放置造瘘管进行肠内营养支持，对所有接受肠外营养支持的患者，都应注意胃肠功能的恢复情况，及时由肠外营养支持过渡到肠内营养支持；④只需短期肠外营养支持、预计时长少于5天者；⑤原发病病程急性，需立即进行手术者，不宜于术前以肠外营养支持为先，以免延误对原发病的治疗。

（二）肠外营养处方相关计算风险与对策

肠外营养应采用"全合一"方式将各种营养物质混合后输注，以减少代谢并发症。由于各营养素能量不同以及不同人群营养需求不一样，不正确的计算使得患者正确的营养支持判断失误，从而导致相应的风险发生。因此，结合营养素本身和患者状况，准确计算处方中肠外营养素各项参数，其正确的计算方法如下所示。

1. 各营养素计算

（1）总能量计算　计算肠外营养处方总能量时，需将处方中所有提供的能量相加。氨基酸按 4kcal/g、脂肪乳按 9kcal/g、葡萄糖按 3.4kcal/g 计算，或按说明书中的能量标示值相加计算。计算后应与患者目标总能量进行比较。

通常静息状态下成人每日能量需求约为 20~25 kcal/(kg·d)，应激状态下能量需求约为 25~35 kcal/(kg·d)。针对不同疾病，通常可以参考相关指南中对总能量的要求进行判断。需注意对于超重（BMI 24~28kg/m²）及肥胖患者（BMI ≥ 28kg/m²）不可采用实际总体重（total body weight，TBW）而应使用校正体重（adjusted body weight，ABW）计算。校正体重 = 理想体重（idea body weight，IBW）+0.25（实际总体重 - 理想体重）。此外，如患者的肠内营养可以达到目标能量的 60% 时，可以停止肠外营养支持。

（2）每日所需液量计算　成人每天对水分的生理需要量约 2000~2500ml。每日所需液量计算，通常成人约为 40~60ml/(kg·d)，小儿约为 50~70ml/(kg·d)；也可按照公式：每日所需液量 =1500ml+[体重（kg）-20]×20ml/kg 计算。每日所需液量指患者每天摄入的总液体量，包括治疗药物的液体量和肠外营养液量。因此肠外营养的液量的计算，应使用每日所需液量减去每日所需其他补液和药物治疗的液量。每日所需液量的实际考虑因素还有患者的其他病理状态，如体温是否升高、有无引流管及每天引流量、季节、环境温度、湿度等，另外对于心衰、肾衰患者的液量限制也应慎重考虑并在监测下调整。

（3）氨基酸的计算　处方中氨基酸的克数可由复方氨基酸注射液的浓度乘以其体积计算得出。正常成人每日蛋白质的生理需要量约 0.8~1.0g/kg，而创伤恢复期每日的蛋白质需求量增加至 1.0g~1.5g/kg，甚至可能提高到 2.0g/kg。肾功能不全患者可选择富含必需氨基酸的复方氨基酸注射液，肝性脑病患者可选择富含支链氨基酸的复方氨基酸注射液，具体需要量可按照相应疾病的指南计算。

通常为了保证氨基酸的有效利用，肠外营养处方中的热氮比，即非蛋白质热卡：氮（NPC：N），适宜范围为 100~200：1（6.25g 氨基酸约含 1g 氮）。非蛋白质热卡为非蛋白质提供的热量，即脂肪乳的能量加上葡萄糖的能量。

（4）脂肪乳的计算　脂肪乳注射液除提供能量外，还是必需脂肪酸的来源。通常脂肪供能占非蛋白质热卡的 30%~40%。在某些特定病理状态下，例如血糖代谢异常、呼吸性疾病、恶病质等，可提高脂肪供能比例至 50%，但如果超过 60% 则机体无法代谢。应避免脂肪供给量过大（如 > 4g/kg），会引起脂肪超载综合征等代谢异常。

脂肪乳注射液浓度有 10%、20% 和 30%，其中 30% 脂肪乳注射液只能用于配置肠外营养液，不能单独输注。鱼油脂肪乳注射液，除特殊情况外（如药品短缺），不能作为肠外营养中唯一的脂肪来源，因为

鱼油脂肪乳中缺少 ω-6 系的必需脂肪酸——亚油酸。

（5）葡萄糖的计算　葡萄糖作为碳水化合物是非蛋白质热卡的主要来源。需注意的是，医疗环境的葡萄糖注射液标示的是葡萄糖一水合物，而非无水葡萄糖。每克葡萄糖一水合物可产生 3.4kcal 的热量，而非 4kcal。应避免葡萄糖供给量过大（如 > 5g/kg），因其会导致血糖升高并刺激胰岛素过度释放。另外由于葡萄糖注射液浓度范围广泛（5%~50%），因此可以利用其浓度特性，调节肠外营养的液体量。

（6）电解质的计算　全肠外营养可根据患者需求个体化补充钙、镁、磷、钠、钾等电解质，但不用于纠正严重的电解质紊乱。如患者处于严重的电解质紊乱，此时不应行肠外营养，而应先纠正电解质紊乱。一方面电解质浓度过高会影响脂肪乳的稳定性，严重时可能造成破乳，对营养液产生不可逆的破坏性。另一方面如果处方中的电解质与患者的需要量相差较大，那么会引起电解质紊乱等代谢性并发症。须注意，如患者禁食较长时间后，过快或过量输注肠外营养液可能引发再喂养综合征（refeeding syndrom，RFS），造成更严重的电解质紊乱，需要特别注意磷和钾的补充。

肠外营养的阳离子浓度限制为一价阳离子（钠、钾）< 150mmol/L，二价阳离子（钙、镁）< 10mmol/L。计算时需注意有些电解质的分子式中是含结晶水的，

如硫酸镁注射液（$MgSO_4 \cdot 7H_2O$）和葡萄糖酸钙注射液（$C_{12}H_{22}CaO_{14} \cdot H_2O$），计算时需考虑水分子对摩尔浓度计算的影响。

（7）维生素的计算　依据溶解性可分为脂溶性及水溶性两大类。水溶性维生素包括 B_1、B_2、B_6、B_{12}、烟酸、叶酸、C 等；脂溶性维生素包括 A、D、E、K。通常肠外营养使用复合维生素制剂，例如脂溶性维生素注射液（Ⅰ）、脂溶性维生素注射液（Ⅱ）、注射用水溶性维生素、注射用多种维生素（12）、注射用 12 种复合维生素等。通常情况下，每日"一支水溶性维生素和一支脂溶性维生素"或"一支复合维生素"即可满足一天的维生素需求。需注意的是"注射用多种维生素（12）"与"注射用 12 种复合维生素"中不含维生素 K，如长期应用肠外营养时则需单独补充。

（8）微量元素的计算　铁、锌、铜、锰、铬、硒、钼、钴、氟等占人体总重量的万分之一以下的元素，称为微量元素。肠外营养常用多种微量元素制剂有：注射用多种微量元素（Ⅰ）和注射用多种微量元素（Ⅱ），前者用于婴幼儿，后者用于成人。通常情况下，每日 1 支即可满足一天的微量元素需求。

2. 特殊人群需求

（1）妊娠期妇女　肠外营养在妊娠期的适应证通常为妊娠剧吐。妊娠剧吐患者通常是在呕吐发生 3 天及以上才入院治疗，此时机体处于饥饿下的应激状态，血糖及血胰岛素浓度明显下降，而酮体形成及糖异生作用持续加强，严重的脱水、酸中毒及电解质紊乱甚至会造成患者死亡。

妊娠期基础代谢率增加，每日需要的总能量增加（孕早期每日增加 150kcal，而孕中晚期则每日增加 350kcal）。妊娠期新陈代谢变化包括胰岛素抵抗，血脂代谢改变。如妊娠剧吐患者通常饥饿时间在 72 小时以上，严重蛋白质营养不良，氨基酸糖异生过程中，氨基转化为尿素排出，体内出现负氮平衡。继而出现糖原水平进一步下降，胰岛素水平降低，电解质紊乱等恶性循环，严重时可危及孕妇及胎儿生命。

妊娠剧吐患者的肠外营养处方应选择氨基酸种类齐全的、配比合理的复方氨基酸注射液，减少氨基酸利用和蛋白质合成的限制。由于长链脂肪乳注射液供能及血浆游离脂肪酸升高小于中链脂肪酸，产生毒性的风险小，且中链脂肪酸生酮作用高于长链脂肪酸，而妊娠剧吐患者常合并酮症酸中毒，所以妊娠剧吐患者优先选用长链脂肪乳注射剂。例如脂肪乳注射液（C14~24），其说明书标明可安全用于妊娠患者。在妊娠期某些维生素和微量元素的需求量增加，如叶酸，维生素 B_1、B_2、B_6，碘，铁，锌等，肠外营养处方应添加水溶性维生素和多种微量元素，并根据实验室检查值及时调整。此外，妊娠剧吐患者还需在肠外营养处方外，补充维生素 B_1 和 B_6，以预防韦尼克脑病和治疗呕吐。

（2）婴儿与儿童　婴儿与儿童的总能量需求常受年龄、体重及其他个体因素的影响，包括发热、活动水平、基础疾病和环境温度，因此该人群的肠外营养处方需要根据患者进行个体化设计，具体可参考儿科肠外营养指南。通常，早产儿为 90~120kcal/（kg·d），< 6 月龄为 85~105kcal/（kg·d），≥6~12 月龄为 80~100kcal/（kg·d），≥1~7 岁为 75~90kcal/（kg·d），≥7~12 岁为 50~75kcal/（kg·d），≥12~18 岁为 30~50kcal/（kg·d）。

婴儿和儿童的液体需要量一般为至少 115ml/100kcal，但是会受到年龄、疾病状态、液体平衡状态、非显性失水、代谢率及呼吸频率等因素的影响。进行总液量计算时还应考虑尿液丢失量及造口、瘘或短肠综合征造成的胃肠道液体丢失。比如，尿液的丢失量因肾脏的发育程度及代谢状态而不一样：新生儿尿液浓缩能力约为 600mOsm/kg 水，1 岁时为 1000~1200mOsm/kg 水；在婴儿期及应激和分解代谢状态下，经尿液丢失的液体量相对较高，而在快速生长期则较低。患儿体温也会影响液体丢失，高于 38℃时体温每升高 1℃，体液丢失增加 5ml/（kg·d）。

氨基酸需要量通常为早产儿 1.5~3.5g/（kg·d），足月儿 1.5~3g/(kg·d)，婴儿（1~12月）2~3g/(kg·d)，儿童（体重＞10kg，或 1~10岁）1~2g/(kg·d)，青少年（11~17岁）0.8~1.5g/(kg·d)。婴幼儿和儿童的氨基酸注射液可选择含牛磺酸的配方。

大多数患儿的肠外营养处方初始可选择 1g/(kg·d) 的脂肪乳剂，早产儿和足月儿的脂肪乳摄入量不应超过 4g/(kg·d)，儿童应不超过 3g/(kg·d)。纯大豆油配方的脂肪乳注射液中脂肪酸不均衡，长时间的肠外营养患儿应避免使用纯大豆油配方的长链脂肪乳注射液，应选择混合型的脂肪乳注射液。此外儿科患者不应常规使用纯鱼油脂肪乳剂作为唯一脂肪乳注射液，如婴儿甘油三酯浓度超过 3mmol/L，儿童超过 4.5mmol/L 时，应减少脂肪乳剂量。

脑部的主要能量来源为葡萄糖。婴儿脑重占体重的 12%，而成人只占 2%。因此，婴儿的葡萄糖利用率为 6~8mg/(kg·min)，远超成人 2mg/(kg·min)。早产儿葡萄糖的剂量为 4~12mg/(kg·min)，足月儿为 2.5~12mg/(kg·min)，婴幼儿和儿童＜10kg 为 2~10mg/(kg·min)，11~30kg 为 1.5~6mg/(kg·min)，31~45kg 为 1~4mg/(kg·min)，＞45kg 为 0.5~3mg/(kg·min)。摄入过多的葡萄糖，可增加肝脂肪变的风险。葡萄糖输注速率（glucose infusion rate，GIR）过快可引起高血糖、高渗透压和渗透性利尿。健康儿童可耐受的 GIR 为 12~14mg/(kg·min)，但患病或营养不良的儿童则可能无法耐受。因此，对于营养不良的患儿，需逐渐增加葡萄糖浓度以降低发生再喂养综合征的风险，还应密切监测血清磷、钾、钙和镁的浓度。对机械通气、高血糖、脓毒症、胆汁淤积或肝病的患儿，应采用较低的 GIR。

电解质、微量元素和维生素是儿科患者肠外营养处方的必须组成部分，可根据患儿需求情况补充，可选择专为儿科患者设计的相关制剂。应注意，Cl 的摄入量应略低于 Na 和 K 摄入量总和：Na+K−Cl=1~2mmol/(kg·day)，以避免代谢性酸中毒。

（3）老年患者 根据《中国老年患者肠外肠内营养应用指南（2020)》，一般老年住院患者总能量可按 20~30kcal/(kg·d) 计算。氨基酸需结合临床需求，通常为 1.0~1.5g/(kg·d)。老年术后患者可适当补充丙氨酰谷氨酰胺，以减少感染并发症。同时应监测患者的肝肾脏功能并限制丙氨酰谷氨酰胺的剂量 < 0.5g/(kg·d)，如超过会增加病死率。老年住院患者的脂肪供能可适当增加，一般为非蛋白质热卡的40%~50%。在肠外营养配方中减少部分 ω−6 脂肪乳、增加药理剂量 ω−3 脂肪酸（如鱼油脂肪乳），可减少炎性因子水平，减少感染率、全身炎性反应综合征的发生率和住院时间。老年患者肠外营养处方应包含常规剂量的静脉用脂溶性维生素、水溶性维生素和多种

微量元素制剂。

（4）肝肾功能不全患者　肝硬化患者对碳水化合物的利用能力仅为肝功能正常患者的35%，因此推荐每日葡萄糖供给量小于150~180g/d，避免发生肝源性糖尿病。另外，肝硬化患者脂肪代谢异常，甘油三酯平衡被打破，容易发生血浆游离脂肪酸及甘油三酯升高，脂肪摄入量约为1g/（kg·d）。对于肝硬化患者，糖脂比可稍低，控制在4∶6~5∶5的范围，中长链脂肪乳较长链脂肪乳更合理。因为蛋白质摄取和合成均不足，氨基酸供应量应适当增加为1.2~1.5g/（kg·d）。轻度肝性脑病患者（Ⅰ和Ⅱ度）可选择常规的复方氨基酸制剂，重度肝性脑病患者（Ⅲ和Ⅳ度）应使用含较多支链氨基酸的制剂，如15AA、20AA等。慢性肝功能减退患者会合并多种微量元素和维生素缺乏，尤其是脂溶性维生素的缺乏。合并肝硬化的肝癌患者建议补充脂溶性维生素，和锌、镁、硒、钙等微量元素。

慢性肾功能不全患者，蛋白质分解代谢产物如尿素、肌酐等的清除能力减弱，可能蓄积在血液中引起尿毒症。因此应减少氨基酸的供给，给予低量而优质的必需氨基酸，减轻肾脏负荷。氨基酸供应量控制在每日0.6~0.8g/kg，可选择复方9AA制剂，保证低量而优质的氨基酸供应。另外，肠外营养处方选择高热量，如每日提供能量30~35kcal/kg。同时注意电解质的含量，尤其是钾、钠的含量，避免出现高钾血症、水钠潴留。透析患者与慢性肾功能不全患者肠外营养不同，由于营养素流失进入透析液，实际仅有70%的营养素输送到患者体内。

（三）药品信息风险与对策

在肠外营养处方实施过程中，医嘱制定、医嘱录入、医嘱转录等环节均可能发生差错而造成医疗风险。明确肠外营养适应证后，医嘱制定过程具有一些不确定的风险，如混淆药物种类和剂量、误读或未理解肠外营养方案、遗漏肠外营养成分、甚至混淆或失察患者的医疗指标、计算错误等等；录入医嘱的过程中可能发生患者ID号输入错误、数据输入错误；在传输医嘱至配液中心的过程中，还可发生医嘱传输失败的风险、传输时间有误、医嘱接收地有误（住院药房和配液中心弄混）等；在医嘱转录过程中，也有潜在的类似风险点。由于肠外营养混合液本身和多个组分均为高警示药品，一旦出现差错会危及患者生命健康。肠外营养的信息相关的风险点较其他药物更难以分辨，需要防微杜渐，医生、护士、药师需要共同努力来防范。

（四）审方风险与对策

1. 肠外营养相容性与稳定性审核　相容性和稳定性是配液中心审方药师首要保证的，事关患者用药安全。美国 FDA 曾通报由于肠外营养液中复合磷酸氢钾配置不当，产生磷酸钙沉淀导致 2 例患者死亡的不良事件。无机磷酸盐制剂易于与钙离子生成磷酸钙沉淀，可能造成小血管堵塞，严重时危及患者生命。目前仍有少数医院使用复合磷酸氢钾，而大多数使用甘油磷酸钠替代无机磷酸盐。虽然文献显示，甘油磷酸钠与钙离子稳定且未发生相容性案例，但在混合调配操作时也应将两者分别加入氨基酸或高糖制剂中，并且在混合过程中应不断按压振摇。钙剂选择方面，氯化钙比葡萄糖酸钙易于发生钙磷沉淀，因此应优先选用后者。钙磷沉淀的方法与 pH、温度、制剂选择、氨基酸、两者浓度、添加顺序等因素都有关系。除钙磷沉淀需要特别注意外，单一组分维生素 C 氧化后的降解产物也可能与钙剂产生草酸钙沉淀。

2. 合理性审核　审方药师首先应对用药适应证进行审核，评估患者是否有营养支持的指征，再判断是否肠外营养支持的适应证、排除禁忌证。然后，再进行医嘱本身的合理性审核。肠外营养处方审核除了上述相容性与稳定性外，合理性审核还可大致归纳为三个方面：首先为渗透压摩尔浓度、pH 值、静脉通路、输注时间等；第二层面包括总能量和液量、糖脂比、热氮比、各组分是否完整、含量是否恰当等；第三层面主要围绕患者个体化给药，需结合患者生理、病理等情况，也包括药物经济学的制剂选择因素等。

二、临床治疗环节风险管理

肠外营养进行临床治疗时，需要根据肠外营养药品的渗透压选择合适的输注途径（外周还是中心静脉输注），以及合适的滴速和输注时间，以避免与输注方式有关的导管相关并发症发生。同时，为了保证肠外营养治疗的稳定性，最好避免太阳光直接照射和添加除胰岛素等可行药物之外的其他药物，以防严重的并发症发生。

（一）肠外营养输注途径的风险与对策

1. 外周静脉输注肠外营养　外周静脉置管能够快速建立静脉营养输注通道，穿刺部位操作较为简单，避免因中心静脉置管所导致的导管相关感染以及气胸等并发症，可在临床广泛应用。由于周围静脉管径小、管壁薄、血流缓慢等特征可导致机体无法耐受高渗透压及大剂量的液体输注，输注不当可导致血栓性静脉炎等并发症，目前临床普遍接受相对低渗透浓度的肠外营养液进行外周静脉输注。因此，外周静脉输注肠外营养液的最终渗透压不宜超过 900mOsm/L；同时，氨基酸浓度不宜超过 3%，葡萄糖浓度不宜超过 10%[11]，每日检测、评估穿刺和输液部位血管情况。外周输注途径不宜超过 10~14 天连续输注。

2. 中心静脉输注肠外营养　肠外营养超过 14 天和（或）输注高渗透压摩尔浓度（≥ 900mOsm/L）的患者，推荐经中心静脉途径输注，置管路径包括锁骨下静脉、颈内静脉、股静脉、经外周静脉穿刺中心静脉置管和静脉输液港。

首选经锁骨下静脉穿刺中心静脉置管实施肠外营养。为防止操作不当，建议中心静脉置管后常规行影像学检查，确定导管位置，并除外气胸。必须坚持无菌操作原则；某些特殊情况下，病理性纵隔移位、颈部手术史或此部位之前有置管史等通常选择经颈内静脉或颈外静脉置管；长期卧床患者亦可选择股静脉穿刺，但临床证据表明血栓形成和感染的风险明显增高。

经外周静脉穿刺中心静脉置管（peripherally inserted central catheters，PICC）与经锁骨下静脉穿刺中心静脉置管相比，并发症更少，成功率更高。PICC 导管位置特别是头端的位置容易发生异常，因此需常规进行影像学检查。头端位于非中心静脉可以增加

PICC 置管患者血栓形成、静脉炎、导管堵塞、导管渗漏等并发症的发生率。PICC 头端位置过深，其头端异位进入心脏，可能引起心律失常，严重者可能引起心脏穿孔，甚至死亡[11]。PICC 穿刺静脉首选贵要静脉，常规经超声引导穿刺，置管后经影像学定位，确定导管尖端最佳位置应在上腔静脉下 1/3 段到上腔静脉与右心房连接处。必须坚持无菌操作原则，规范护理。

静脉输液港适用于需要长期肠外营养的患者，可采用超声引导穿刺技术辅助穿刺。静脉输液港是安全性相对较高的一种输液途径，发生并发症风险较低。植入过程中的并发症主要与手术操作相关，包括气胸、血胸、空气栓塞和心律失常等。使用超声实时引导穿刺，避免盲目穿刺，可预防以上并发症的发生[11]。若单纯以肠外营养输注为目的，通常不采用静脉输液港[12]。

（二）肠外营养输注时间的风险与对策

1. 外周输注肠外营养液 外周输注速度宜慢，将滴速控制在每分钟 50~60 滴可减少静脉炎的发生；输注时间越长，血栓性静脉炎的发生率越高。有研究表明外周输注速度 < 100mOsm/h 时，可有效改善外周静脉耐受度。

2. 中心静脉输注肠外营养液 　住院成年患者肠外营养持续静脉滴注的最少输注时间必须适应葡萄糖的最大氧化速率，一般为 4~5mg/（kg·min），危重患者为 3~4mg/（kg·min）[13]。

葡萄糖在体内的氧化作用是有限的，与机体能量消耗有关，儿童或体力活动者葡萄糖氧化速率高。葡萄糖溶液输注速度太快会引起血糖代谢紊乱，高血糖较常见。

通常肠外营养液需滴注 16 小时以上，最少也要保证 12 小时，最为合理的情况是 24 小时持续输注。有时，患者输注肠外营养液由于时间过长而感觉行动受限，医务人员应告知患者及家属不要自行调快，并核实患者的滴注速度[14]。

（三）输注注意事项

1. 环境影响因素 　不建议在肠外营养液在输注过程中使用遮光输液袋和装置，但需避免太阳光对肠外营养液的直接照射。有条件的话，可在储存、运输及输注过程中避光。

《中华人民共和国药典》（2020 年版）凡例中明确了"遮光"和"避光"的定义。遮光指用不透光的容器包装，例如棕色容器或黑色包装材料包裹的无色透明、半透明容器。避光指避免阳光直射。肠外营养液中的维生素含量受阳光直射影响较大，如维生素 B_1、维生素 B_6、维生素 C 等。另外，空气中的氧气以及包装材料的空气透过率等多种因素都会加速维生素的降解。尤其是一些极不稳定或极易被氧化的维生素，如维生素 A、维生素 C、维生素 E 等。其中，维生素 C 是肠外营养液中极不稳定的一个成分，极易氧化。一般在混合后几分钟内就损失 10%~30%。并随着时间的推移含量持续下降。

因此，为最大限度地减少维生素降解以及安全输注肠外营养液，应采取以下措施：①在配置完成后尽量排尽营养袋中残留的空气；②有条件的话，在储存、运输及输注过程中避光；③有条件的话，选用多层袋；④肠外营养液在 24 小时内使用；⑤若配置当日不输注，则维生素在输注前添加。

2. 胰岛素　　住院患者营养支持血糖控制目标为 7.8~10mmol/L，因此血糖正常患者不需常规补充胰岛素。如需在肠外营养液中加入胰岛素，以每克葡萄糖 0.1U 胰岛素的起始比例加入。

胰岛素本身与肠外营养液不存在配伍禁忌，但实际工作中需要考虑所选用的输液袋的材料[13]。胰岛素可被玻璃、聚氯乙烯（polyvinylchloride，PVC）和滤器吸附，玻璃和塑料材质的输液容器对胰岛素的吸附具有饱和性，在滴注过程中应密切关注肠外营养液的外观变化，若肠外营养液中含胰岛素，应每 12 小时轻轻晃动营养袋混匀以防低血糖。

此外，添加过多的胰岛素后一旦患者在输注过程中出现低血糖，只能舍弃剩余的肠外营养液，造成医疗资源浪费，而重新配置又会给患者造成一定的经济负担。因此，建议有条件的选择注射泵单独泵入胰岛素或临时加入所需量。只有速效胰岛素才能加入肠外营养液内，而预混胰岛素与长效胰岛素禁止加入[15]。

3. 其他药物　原则上为保证肠外营养液的稳定性应尽可能避免自行加入其他药物。如果必须在营养液中加入药物，需要仔细评估体系稳定性及各组分有效性，并在用药过程中密切监测不良反应及药物的药理活性。已证实肝素能影响脂肪乳的稳定性，禁止加入肠外营养液中，且用于封管前必须冲管。

三、用药监测风险管理

（一）肠外营养有效性监护风险与对策

肠外营养支持治疗的有效性监护内容主要监测治疗方案是否满足患者营养、疾病治疗以及病情转归等情况的需要，一般病情稳定时每3~4天需监护或评估一次，若病情发生变化则需及时监护或评估。一些常用的指标如体重、白蛋白、转铁蛋白、视黄醇结合蛋白以及前白蛋白等指标可作为参考，但这些指标会受到肝肾功能、炎症以及其他治疗等情况的影响。另外还可采用人体成分分析、营养代谢检测、重要生命器官功能等综合评价方式对营养支持效果进行评估。同时，一旦患者胃肠道功能恢复，尽早开始肠内营养支持治疗。

（二）肠外营养并发症风险与对策

1. 导管相关并发症风险与对策　常发生在中心静脉置管过程中，与实施方式、过程及导管材质相关，其原因与处理措施见表6-2。

表6-2　导管相关并发症原因及处理措施

导管相关并发症	原因	处理措施
导管移位、阻塞及破裂	操作不当及导管选择不当	操作优化及管路选择
感染	操作不当	拔除导管及规范的抗感染治疗
		严格的无菌操作
血栓	患者高危因素及长期置管	根据血栓情况拔除导管或抗凝治疗后拔除导管

2. 代谢相关并发症风险与对策　由肠外营养中各组分供给不足或过量引起。在临床实践中，准确评估每位患者的营养素需求是非常困难的，因此，必须积极营养监测，根据患者的代谢需求调整营养方案，其原因与处理措施见表6-3。

表 6-3　代谢并发症原因及处理措施

代谢并发症	原因	处理措施
血糖异常	输注速度不当	非危重症输注速度以葡萄糖的氧化速率一般为 4~5mg/（kg·min），危重患者为 3~4mg/（kg·min）
	胰岛素用量不当	根据血糖水平调整胰岛素用量
高血脂	脂质代谢异常	输注肠外营养 5~6 小时后 TG ＞ 4.6mmol/L，脂肪乳剂减量；TG ＞ 11.4mmol/L 或脂肪超载综合征，脂肪乳剂及脂溶性维生素禁用
微量营养素异常	补充不足或过量	根据监测结果调整用量或根据不同疾病、不同人群的需要量补充

3. 脏器功能损害风险与对策　主要表现为肠屏障功能减退、肠外营养相关肝脏疾病、胆石症、胆囊炎以及代谢性骨病等，发生原因可能是长期禁食，肠外营养中制剂的品种及剂量不合适，输注速度过快等原因引起，因此处理措施一般为尽快启动肠内营养，调整肠外营养方案，减慢输注速度等。

参考文献

［1］Mueller C, Compher C, Ellen DM, et al. A. S. P. E. N. Clinical Guidelines Nutrition Screening, Assessment, and Intervention in Adults［J］. JPEN, 2011, 35（1）: 16–24.

［2］Kondrup J, Allison SP, Elia M, et al. ESPEN Guidelines for nutrition screening 2002［J］. Clinical Nutrition, 2003, 22（4）: 415–421.

［3］Kondrup J, Rasmussen HH, Hamberg O, et al. Nutritional Risk Screening（NRS 2002）: a new method based on an analysis of controlled clinical trials［J］. Clinical Nutrition, 2003, 22（3）: 321–336.

［4］中国肥胖问题工作组. 中国成人体重指数分类的推荐意见［J］. 中华预防医学杂志, 2001, 35（4）: 349–350.

［5］Guarner F, Khan AG, Garisch J, et al. World gastroenterology Organisation Global Guidelines:probiotics and prebiotics October 2011［J］. J Clin Gastroenterol, 2012, 46（6）: 468–481.

［6］ASPEN. Board of Directors and Clinical Guidelines Task Force. Guidelines for the use of enteral and parenteral nutrition in adult andpediatric patients:pancreatits［J］. JPEN, 2002, 26: 68SA–70SA.

［7］Susan M. Stein. Boh's Pharmacy Practice Manual: A Guide to the Clinical Experience, Third Edition［M］. New

York:Wolters Kluwer | Lippincott Williams & Wilkins, 2008.

［8］Villafranca JA，Sánchez AG，Guindo MN，et al. Using failure mode and effects analysis to improve the safety of neonatal parenteral nutrition［J］. Am J Health–Syst Pharm，2014，7（71）：1210–1218.

［9］Rollins C，Durfee SM，Holcombe BJ，et al. Standards of practice for nutrition supportpharmacists［J］. Nutr Clin Pract，2008，23（2）：189–94.

［10］Marie A. Chisholm–Burns，Terry L. Schwinghammer，Barbara G.Wells，et al. Pharmacotherapy：Principles & Practice，2nd ed［M］. New York：McGraw Hill Medical，2010.

［11］中国抗癌协会肿瘤营养专业委员会. 肠外营养安全性管理中国专家共识［J］. 肿瘤代谢与营养电子杂志，2021，8（5）：495–502.

［12］赵彬，老东辉，商永光，等. 规范肠外营养液配制［J］. 中华临床营养杂志，2018，26（3）：136–148.

［13］广东省药学会. 肠外营养临床药学共识（第二版）［J］. 今日药学，2017，27（5）：289–303.

［14］吴永佩，颜青，高申. 营养支持疗法的药学监护［M］. 北京：人民卫生出版社，2022.

［15］商永光，郭冬杰，张镭，等. 3种常用材质营养袋对肠外营养液中胰岛素的吸附作用考察［J］. 中国药学杂志，2019，54（14）：1182–1187.

第七章

风险汇总

作为临床营养治疗的重要手段之一，肠外营养能够改善符合临床应用指征患者的营养摄取和疾病状况。然而，由于肠外营养种类繁多、配比复杂、流通环节注意事项多、临床应用复杂等原因，使用不当可能造成患者伤害或死亡的风险。随着肠外营养的广泛应用，肠外营养涉及的众多风险已被大家熟知，但还有一些不明确的潜在风险有待进一步发现和研究。

一、已识别风险

肠外营养作为静脉用药，已被国内外列为高警示药品[1,2]。随着肠外营养被广泛应用于临床，临床治疗过程中确实观察到肠外营养存在一些风险，这些风险包括肠外营养的适应证不合理、制剂不稳定、临床不合理应用及并发症发生等可以识别的风险。

（一）适应证不合理

不是所有患者都适用肠外营养补充，一般是用于 ≥ 7 天不能进食或经肠内营养不能满足需求的中重度营养不良患者。对于中重度营养不良患者，术前给予 7~10 天肠外营养可降低术后并发症 10%，轻度营养不良患者术前肠外营养不仅支持无益处，还可能增加感染并发症。另一项研究表明对于大多数无营养风险的患者，在围手术期接受单纯葡萄糖、电解质输液已经足够，如果使用肠外营养可能会导致感染和代谢并发症的增加，并增加不必要的医疗费用[3]。因此，不能笼统地认为营养治疗对所有患者都有益。

【风险防控策略】

A. 在应用肠外营养进行临床治疗时，需要熟知肠外营养的适应证和禁忌证（参见第六章）。

B. 计划进行肠外营养的患者，先进行三级营养诊断，即营养筛查、营养评估、综合评价[4]。欧洲营养风险筛查工具 NRS 2002 和重症营养风险评分表（NUTRIC）是目前常用且较为理想的营养筛查和评估工具，NRS 2002 ≥ 5 分或 NUTRIC ≥ 6 分的患者，如果肠内营养在 48~72 小时内无法达到 60% 目标能量及蛋白质需求时，推荐尽早实施肠外营养[5]。

C. 确定肠外营养适应证后，应全面评估患者的器官功能、疾病状态、代谢情况等，确定治疗目标，制定营养计划。

D. 根据患者适应证和营养状况，规范启动肠外营养，这是保障患者安全应用肠外营养的基础（图 7-1）[6]。

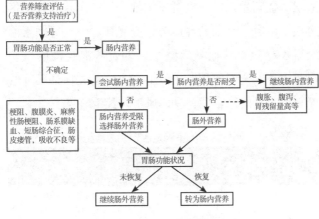

图7-1 肠外营养的规范启动

（二）肠外营养制剂的风险

肠外营养处方应包括葡萄糖、氨基酸、脂肪乳、矿物质和维生素等成分。肠外营养制剂不稳定及配伍存在禁忌时都会导致肠外营养混合液出现不相容、不稳定，从而影响患者安全。肠外营养药品由于存储不当、管理不到位还可能出现肠外营养制剂的变质或超过药品有效期，也会导致用药风险。

1. 制剂不稳定 肠外营养混合液成分复杂，因此必须考虑在混合及储存过程中，各营养成分的稳定性相对单一制剂可能有所下降。脂肪乳制剂为热力学不稳定体系，是主要的制剂风险因素。脂肪乳剂的"水包油"乳剂特性很可能受外界因素（pH值、氨基酸浓度、葡萄糖浓度、电解质浓度等）的干扰导致不稳定甚至破乳。其他营养成分也受光照、氧气等因素而变得不稳定，从而导致整个肠外营养混合液的不稳定。为了安全的使用肠外营养药品，首先保证肠外营养制剂本身的稳定性，具体风险防控策略见表 7-1。

表 7-1　肠外营养的不稳定因素和风险防控策略[6]

营养分类	影响因素	特点	防控策略
脂肪乳	pH	pH 降低，乳剂趋于不稳定	保持 pH 值 6~9 的范围，实现最佳的脂肪乳稳定性
	氨基酸	氨基酸浓度低时，脂肪乳趋于不稳定	氨基酸浓度 ≥ 2.5%
	葡萄糖	葡萄糖溶液 pH 值在 3.2~5.5；高糖可使脂肪颗粒间隙消失，产生凝聚	葡萄糖浓度在 3.3%~23% 为宜；勿将葡萄糖和脂肪乳直接混合
	电解质	电解质的阳离子达一定浓度时，即可中和脂质表面的负电荷，促使脂肪乳凝聚。阳离子的离子价位越高对脂肪乳稳定性越有影响	一价阳离子 < 150mmol/L，二价阳离子 < 10mmol/L 为宜勿将电解质和脂肪乳直接混合
	微量元素	可能导致螯合作用发生变色、沉淀	勿将微量元素和脂肪乳直接混合
	氧气	脂质过氧化	排尽营养袋中残留的空气
氨基酸	氧气、温度、光照	氨基酸降解和氧化	按照说明书规定和要求存储药品

营养分类	影响因素	特点	防控策略
维生素	空气中的氧气、温度、紫外线	维生素发生氧化或降解	排尽营养袋中残留的空气储存、运输及输注过程中避光 按照说明书规定和要求存储药品
微量元素	温度、光照	微量元素发生变色或降解	按照说明书规定和要求存储药品

2. 配伍禁忌 肠外营养制剂种类繁多、成分复杂。当两种或多种肠外营养成分进行配伍时发生可见或不可见的物理或化学方面的变化，如出现沉淀或变色，或产生新的成分，导致肠外营养疗效降低、消失或产生新的毒性，具体风险防控策略见表 7-2。

表 7-2 肠外营养的配伍禁忌及风险防控策略

配伍禁忌	原因	防控策略
磷酸盐与钙剂	磷酸盐与钙容易形成磷酸钙沉淀，肺栓塞风险增加	推荐优先选择甘油磷酸钠和葡萄糖酸钙作为磷和钙的来源 磷制剂和钙制剂未经充分稀释不能直接混合
碳酸氢盐与钙剂	碳酸氢盐与钙反应生成不溶性产物碳酸钙	碳酸氢盐不能和钙剂直接混合
维生素 C 和钙剂	极不稳定的维生素 C 降解成草酸后与钙离子结合而成不溶性的草酸钙结晶	维生素 C 不可与钙盐直接接触 在需要给予治疗剂量的维生素 C 时，建议单独输注

配伍禁忌	原因	防控策略
葡萄糖酸钙与硫酸镁	葡萄糖酸钙与硫酸镁可产生微溶于水的硫酸钙	不可使用同一注射器或放入同一溶媒中稀释
磷酸盐与镁剂	混合液中的镁离子与磷酸根结合生成白色絮状物	磷酸盐与镁离子不直接混合
铜与含半胱氨酸的氨基酸	铜与半胱氨酸形成半胱氨酸铜沉淀	铜剂与半胱氨酸不直接混合
磷酸盐与铁剂	铁与磷酸盐形成磷酸铁沉淀	铁剂与磷酸盐不直接混合

3. 质量问题 肠外营养药品的流通经历运输、验收、入库、存储等环节，存储不当、缺乏认知、管理存在漏洞等都可能导致肠外营养质量出现问题。这些问题具体包括：药品储存时间过长，已经超过了有效期；存储不当，未按照规定和要求进行药品的存储，导致药物发生变质；药品管理存在问题，相关管理人员对药品流通环节质量风险存在认知局限，没有按照相关制度进行管理或者其管理制度本身存在着漏洞等，最终导致药品的质量出现问题。

【风险防控策略】

A. 按照规定运输、验收、入库、存储肠外营养药品（参见第五章），保证药品的质量。

B. 具备适宜肠外营养药品分类保管和符合存储要求的库房。其中常温库为 0~30℃；阴凉库温度不高于

20℃；冷库温度为 2~10℃；各库房相对湿度应保持在
45%~75% 之间。

C. 和其他药品一样，肠外营养药品也遵循仓库
"三色六区"管理（图 7-2）、药品近效期挂黄牌等管
理要求。

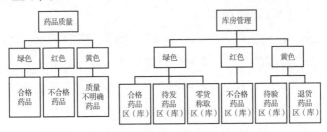

图 7-2　肠外营养药品的"三色六区"

D. 加强质量管理规定的执行和人员培训，提高
肠外营养的质量管理。

（三）肠外营养使用的风险

1. 处方不合理　在临床实践中，准确评估患者
的营养素需求是非常困难的。肠外营养患者适应证不
正确、患者营养状态判断不准确、混淆药物种类和剂
量、误读或未理解治疗方案、遗漏肠外营养成分、甚
至混淆或失察患者的医疗指标、计算错误等都可能导
致肠外营养处方不合理。不同专业医生对适应证把
握、处方组分选择等方面存在许多差异，可能导致肠
外营养相关用药的安全性问题，使用不当甚至会对患

者造成伤害或死亡。因此，引起处方不合理的因素可总结为：肠外营养治疗相关知识不足；未分析与肠外营养治疗相关的某些患者特征（例如，年龄、肾功能受损）；未准确计算肠外营养剂量；缺乏专业性的肠外营养剂型认知[7]。

【风险防控策略】

A. 收集患者身高、体重、年龄、疾病类型、活动系数等信息，计算肠外营养各营养成分的需求量。

B. 根据不同患者的器官功能、疾病状态、代谢情况及其他治疗措施，合理制定肠外营养的处方。

C. 应用肠外营养液，监测患者血糖、血脂、电解质、氮平衡等指标并进行相应的处方调整。

D. 一旦患者满足肠内营养要求，尽快进行肠内营养处方设计。

2. 特殊人群不合理使用 特殊人群包括妊娠期妇女、婴儿和儿童、老年、肝肾功能不全患者等营养状况、疾病进程都不一样，不合理的肠外营养使用可能会导致不良事件的发生。其中，由于婴儿和儿童生长发育的特点，新生儿和儿童患者这类人群可能最容易受到肠外营养错误的影响。严重肝、肾功能损害或婴幼儿患者在接受肠外营养时，摄入过量的氨基酸可能会产生肾前性氮质血症；儿童和老人由于脂肪乳输注速度和（或）剂量超过机体的脂肪廓清能力，会出现脂肪超载综合征。

【风险防控策略】

A. 有高脂血症或脂代谢障碍的患者慎用脂肪乳。

B. 氨基酸注射液种类繁多，一般患者优先选择平衡型复方氨基酸注射液，特殊疾病选择相应的肝病适用型、肾病适用型、创伤适用型复方氨基酸注射液等，同时，特殊人群选择氨基酸时还需参照《复方氨基酸注射液临床应用专家共识》[8]。

C. 特殊人群用药需参照相应的肠外营养指南，比如儿科患者使用参照《儿科肠外营养指南（2016版）》[9]，老年人参照《中国老年患者肠外肠内营养应用指南（2020）》[10]等。

3. 审方不当　审方环节主要是药师根据医师的处方审核肠外营养的适应证是否正确、各个肠外营养成分是否合理、是否存在营养组分的不稳定和不相容因素、是否存在配伍禁忌等。当药师的培训和相关知识储备不到位，可能不能及时识别处方中的错误，导致审方发生错误，从而导致后续的调配和治疗存在一定的风险。

【风险防控策略】

A. 药师需要及时审核肠外营养医嘱，从稳定性和相容性两个角度提出药学建议，并及时反馈给临床医师，具体流程可参考《肠外营养临床药学共识（第二版）》临床药学工作相关内容[6]。

B. 除了上述相容性与稳定性外，肠外营养处方还需按照渗透压、总能量及个体化用药等 3 个方面进行合理性审核（参见第六章）。

C. 熟知肠外营养的风险，不断加强自身药学专业素养，提高肠外营养的审方能力。

4. 肠外营养调配不当　肠外营养在调配过程中可能存在配伍禁忌或差错、污染和产生杂质、稳定性差等问题。磷酸钙沉淀和草酸钙沉淀是肠外营养中最常见的不溶性微粒，可能引发间质性肺炎、肺栓塞、肺衰竭等危及生命的严重不良事件。此外，肠外营养的调配顺序也与不溶性沉淀的生成有关，规范的调配流程可以减少沉淀生成。

【风险防控策略】

A. 调配过程应保证在无菌条件下进行。

B. 混合调配过程中不仅要严格遵照说明书选择配伍溶媒或配伍药物，还要注意加药顺序及操作规程（参见第五章及《规范肠外营养液配制》）[11]。

C. 工业化多腔袋（双腔袋、三腔袋）具有减少处方和调配差错、减少杂质和微生物污染、节省人力资源和使用方便等优点，因此常被推荐用于病情稳定特别时仅需短期（＜7天）肠外营养的患者[12]。

D. 调配过程中不得将葡萄糖、电解质、微量元素直接加入脂肪乳剂内。

E. 磷制剂和钙制剂未经充分稀释不能直接混合等。

F. 定期对操作人员进行培训、继续教育与考核，确保调配工作符合要求。

5. 治疗不当　输注途径选择不合适、监护不到位，都可能影响患者的治疗。肠外营养输注时需考虑肠外营养的渗透压、输注时间、拟穿刺部位、血管解剖条件、患者凝血功能、合并疾病情况、是否存在病理性体位等，否则可能会导致血栓性静脉炎、动脉损伤和血气胸等并发症发生。

【风险防控策略】

A. 必须坚持无菌操作原则，规范护理。

B. 不超过 10 天，营养液的渗透压摩尔浓度 < 900mmol/L，选择外周静脉输注肠外营养液。

C. 肠外营养超过 10 天和（或）输注高渗透浓度（≥ 900mmol/L）的患者，选择中心静脉途径输注，需要长期肠外营养的患者选择静脉输液港。

D. 输注前监测混合的肠外营养制剂有无油水相的分离。

E. 输注肠外营养时必须使用带有过滤器的输液器等。

（四）肠外营养并发症

经过多年临床实践，肠外营养的理论、技术和制剂都有了较大开发和应用，但肠外营养治疗过程可能导致一系列并发症发生，严重者甚至危及生命。这些并发症主要包括导管相关并发症、代谢性并发症、肝胆疾病、代谢骨病和再喂养综合征等[4,6,13]。因此，遵循临床循证指南是避免并发症的关键步骤，了解肠外并发症的发生机制及其防治原则，将有助于提高肠外营养治疗的安全性。而且，临床实践过程中必须密切监护，及时调整营养配方，优化营养方案。

1. 导管相关并发症　无论选择外周还是中心静脉导管输注途径，都可能导致导管相关的并发症发生。其中，导管感染是肠外营养常见且严重的并发症，中心静脉导管感染又是其中最严重的并发症，包括全身感染（会出现菌血症或脓毒血症等，严重会致命）和局部感染（红肿、有分泌物）。不仅如此，随着肠外营养长期使用，导管相关的静脉血栓发生率逐渐增高。

【风险防控策略】

A. 输注过程严格遵守无菌原则。

B. 选择合适穿刺部位和导管，避免堵塞或破损等，根据渗透压选择输注方式。

C. 定期更换导管敷料时，注意置管处有无红肿、渗出等炎症表现。

D. 保持导管输液的连续性，评估血栓发生高危患者，避免导管堵塞和血栓形成。

E. 一旦明确发生导管相关感染的患者，必须拔除导管，并进行相关检测等。

2. 代谢性并发症 肠外营养中各组分如果供给不足或过量，可能会引起糖代谢、氨基酸代谢和脂质代谢等代谢功能紊乱，从而导致疾病的发生。肠外营养尤其是全肠外营养使用后常发生高糖血症，严重时可到高渗性非酮症昏迷。严重肝肾功能损害或婴幼儿患者在接受肠外营养时，氨基酸代谢异常可能会产生肾前性氮质血症。当使用肠外营养时，由于超过机体的脂肪廓清能力，引起脂质代谢异常而出现以甘油三酯升高为特征的脂肪超载综合征，临床表现为肝脾肿大、黄疸、低蛋白血症、代谢性酸中毒、血小板减少、弥散性血管内凝血等。

【风险防控策略】

A. 根据患者的代谢需求调整营养方案，密切监测甘油三酯和血糖等水平，对长期应用脂肪乳剂的患者，还需定期检测脂肪廓清能力。

B. 甘油三酯＞3.5mmol/L 的高脂血症患者和脂代谢异常者，应根据代谢情况决定是否使用脂肪乳剂，对甘油三酯≥5.6mmol/L 的重度患者，应避免使用脂肪乳[6]。一旦发生脂肪超载综合征，立即停用脂肪乳，并对症处理。

C. 高血糖患者肠外营养配方中，应特别注意非蛋白质热能是否由糖和脂肪共同提供，防止血糖波动过于频繁。

D. 氨基酸的浓度和摄入量应根据患者的病情和

耐受性而定。

3. 肝胆疾病　肠外营养相关肝脏疾病包括肝脏脂肪变性和肝脏胆汁淤积等，目前认为肝脏脂肪变性主要由于过度喂养特别是葡萄糖过量引起。在应激情况下葡萄糖的转换率增加，但葡萄糖氧化代谢率并不同等比例增加，导致过量的葡萄糖进入体内后不能被完全利用，转化为脂肪沉积于肝内，引起脂肪肝，可能进一步发展为肝硬化和肝衰竭。长期肠外营养患者的肠道处于休息状态，肠道激素的分泌受抑制，胆囊运动减少，胆汁成分改变，导致胆囊淤积和胆囊扩张，进一步可发展为胆石症和胆囊炎。

【风险防控策略】

A. 检测血糖水平。

B. 监测肝功能，定期腹部超声检查监测肝脏、胆囊疾病。

C. 以中链或鱼油脂肪乳替代部分长链脂肪乳、适度增加支链氨基酸和牛磺酸等、避免过度喂养、控制感染，以保护肝功能[12]。

4. 代谢骨病　代谢性骨病多见于长期接受肠外营养的患者，长期活动减少及长期肠道衰竭致钙、磷、镁缺乏和维生素 D 缺乏或过量，影响了骨骼代谢，常伴骨钙丢失、骨质疏松症、骨软化症、碱性磷酸酶增加、高钙血症、骨痛甚至骨折。

【风险防控策略】

A.肠外营养治疗初始，血钙、磷、镁的水平应定期监测。

B.维生素 D 水平定期监测。

C.骨密度每年定期监测。

5.再喂养综合征　当长期营养不良的患者接受肠外营养治疗时，由于适应于利用游离脂肪酸和酮体作为能量来源，此时若大量输入碳水化合物将导致代谢紊乱，出现电解质紊乱（低磷、低钾和低镁血症）、维生素缺乏和水钠潴留的再喂养综合征。低磷血症是再喂养综合征的特征性症状，它可引起危重患者的神经肌肉应激性改变和心肺功能紊乱。

【风险防控策略】

A.肠外营养开始前，尽量纠正电解质缺乏。

B.识别高危患者，检测患者电解质水平，逐渐增加营养素摄入量，纠正电解质紊乱。

（五）总结

肠外营养极大地促进了医学营养学科的进步与发展，然而在肠外营养质量、调配及临床使用等方面存在诸多风险，影响了肠外营养的安全使用。通过识别肠外营养治疗的禁忌证、肠外营养制剂不稳定性因素、肠外营养临床不合理应用及肠外营养并发症等方面存在的风险，不断提升医师、药师、护士等对肠外营养的认知，加强肠外营养使用全过程的质量管理，提高肠外营养临床使用安全性。

二、潜在风险

随着治疗理念的不断更新，人们对营养支持的好处和风险认识越来越深入。标准的临床营养诊疗流程基本形成共识，从营养筛查与评定、营养计划制定，到营养治疗实施、患者监测与再评估，最终继续或终止营养支持。然而，由于监测手段的缺乏、信息的不完整等，肠外营养某方面的安全性特征或某特定人群使用肠外营养的风险信息存在缺失。这些未识别风险包括新的不良反应、添加新的非营养素药物、个体化差异等带来的风险，需要进一步学习和临床经验的积累。

（一）新的不良反应

肠外营养未合理使用或药物相互作用影响了肠外营养活性，可能导致新的不良反应发生。另外，不同医院对肠外营养液的混合方法、混合顺序有所不同，也会导致新的不良反应发生。因此，进行肠外营养治疗和监护时，要时刻警惕潜在的和未识别的不良反应，尤其关注初始使用肠外营养的患者。

【风险防控策略】

A. 主动收集肠外营养药品新的不良反应，获知或者发现药品不良反应后应当详细记录、分析汇总并上报有关部门，具体可参见《药品不良反应报告和监测管理办法》。

B. 定期开展肠外营养用药监护、用药教育、不良反应报告等临床药学实践工作。

C. 患者病情变化或代谢状态改变时，临床药师需与主管医师积极沟通，根据国内外指南和基础营养代谢原理调整肠外营养方案。

（二）非营养素药物风险

肠外营养混合液不建议作为非营养药品输注载体，应避免非营养素药物加入肠外营养液[4]。原因在于，肠外营养液营养物质种类多，与不同非营养素药物（包括辅料）的相容性不能简单理论推测。药物与营养素间的相互作用可以导致体液电解质失衡，维生素水平改变以及酸碱平衡紊乱。药物与营养素的相互作用，可以初始即表现为急性反应，也可能经过多年的进展才表现出临床症状。因此，非营养素药物在肠外营养的临床使用尚存在争议，临床使用时需综合考虑。

【风险防控策略】

A. 原则上不建议添加与营养无关的治疗性药物，

除少数经研究证实的药物如西咪替丁、雷尼替丁、胰岛素等外[6]。

B. 如果非营养素药物必须与肠外营养混合应用，那么应充分听取营养支持小组关于药理学方面的建议，同时也需要有合理有效的相容性/稳定性评估支持。

（三）其他风险

基因组、表观遗传组学、转录组、蛋白质组学和代谢组学的发展，潜移默化地影响着个体化医疗，在营养治疗领域也越来越受到重视。然而，多种组学对于遗传变异和表观遗传特征以及基因表达模式在不同疾病发展中的作用，以及它们如何影响营养治疗反应，目前研究相对匮乏。精准营养治疗是一种新兴的治疗方法，它综合考虑个体的遗传信息，以及年龄、性别或特定的生理病理状态，但是起步相对较晚，发展缓慢[14]。不同患者的遗传变异、表观遗传事件和代谢组学的差异，对患者的肠外营养治疗可能产生不确定风险。

【风险防控策略】

利用基因芯片、生物标志物和蛋白质组学等技术，加快推进营养基因组学研究，有助于实现个性化营养支持治疗，降低肠外营养治疗的风险。

（四）总结

随着新研究和新技术的发展，提高临床肠外营养治疗的安全性，仍是一项任重而道远的任务。及时收集并汇总分析肠外营养所致不良反应，以及借助基因组学、蛋白质组学等组学相关的技术，将促进肠外营养个体化治疗，提高有效性与安全性。

参考文献

［1］INSTITUTE FOR SAFE MEDICATION PRACTICES. ISMP'S List of High-Alert Medications in Acute Care Settings［EB/OL］.［2017-05-21］.

［2］中国药学会. 医院药学专业委员会. 高警示药品推荐目录（2019版）［EB/OL］.［2019-07-08］.

［3］中华医学会. 临床诊疗指南-肠外肠内营养学分册，2008版［M］. 北京：人民卫生出版社，2009.

［4］丛明华. 肠外营养安全性管理中国专家共识［J］. 肿瘤代谢与营养电子杂志，2021，5：495-502.

［5］吴国豪，谈善军. 成人补充性肠外营养中国专家共识［J］. 中华胃肠外科杂志，2017，1：9-13.

［6］广东省药学会. 肠外营养临床药学共识（第二版）［J］. 今日药学，2017，27（5）：289-303.

[7] Mirtallo J, Canada T, Johnson D, et al. Safe Practices for Parenteral Nutrition [J]. JPEN J Parenter Enteral Nutr, 2004, 28(6): S39-70.

[8] 高纯, 李梦, 韦军民, 等. 复方氨基酸注射液临床应用专家共识 [J]. 肿瘤代谢与营养电子杂志, 2019, 2: 183-189.

[9] 欧洲儿科胃肠肝病与营养学会. 儿科肠外营养指南 (2016版) 推荐意见节译[J]. 中华儿科杂志, 2018, 56 (12): 885-896.

[10] 中华医学会肠外肠内营养学分会. 中国老年患者肠外肠内营养应用指南 (2020)[J]. 中华老年医学杂志, 2020, 39(2): 119-132.

[11] 赵彬, 老东辉, 商永光. 规范肠外营养液配制 [J]. 协和医学杂志, 2018, 4: 320-331.

[12] 中华医学会肠外肠内营养学分会. 肠外营养多腔袋临床应用专家共识 (2022)[J]. 中华外科杂志, 2022, 4: 321-328.

[13] 刘宪军, 王玉玲, 裴振峨. 肠外营养的并发症及安全应用探讨 [J]. 临床药物治疗杂志, 2010, 5: 42-45.

[14] Hartl W H, Jauch K W, Parhofer K, et al. GMS | GMS German Medical Science — an Interdisciplinary Journal | Complications and Monitoring – Guidelineson Parenteral Nutrition, Chapter11.